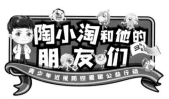

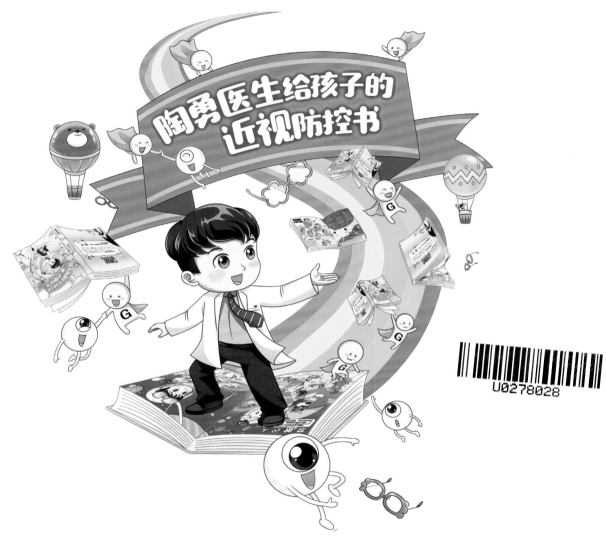

陶 勇 / 著

中国少年儿童新闻出版总社
中国少年儿童出版社
北 京

图书在版编目（ＣＩＰ）数据

陶勇医生给孩子的近视防控书 / 陶勇著. -- 北京：
中国少年儿童出版社，2023.4
ISBN 978-7-5148-7988-9

Ⅰ．①陶… Ⅱ．①陶… Ⅲ．①儿童－近视－防治－研
究－中国 Ⅳ．①R778.1

中国国家版本馆CIP数据核字（2023）第062449号

TAOYONG YISHENG GEI HAIZI DE JINSHI FANGKONG SHU

出版发行：中国少年儿童新闻出版总社
中国少年儿童出版社

出 版 人：孙 柱
执行出版人：赵 恒 峰

策划编辑：王荣伟	著：陶 勇
责任编辑：李雪菲	责任校对：褚燕琴
装帧设计：朱国兴	责任印务：刘 澂

社　　址：北京市朝阳区建国门外大街丙12号　　邮政编码：100022
编 辑 部：010-57526208　　总 编 室：010-57526070
发 行 部：010-57526568　　官方网址：www.ccppg.cn

印刷：北京盛通印刷股份有限公司

开本：850mm×1080mm　1/16　　印张：5
版次：2023 年 4 月第 1 版　　印次：2023 年 4 月北京第 1 次印刷
字数：80 千字　　印数：1-15000 册
ISBN 978-7-5148-7988-9　　定价：68.00 元

图书出版质量投诉电话 010-57526069，电子邮箱：cbzlts@ccppg.com.cn

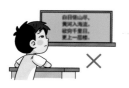
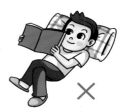

目录 CONTENTS

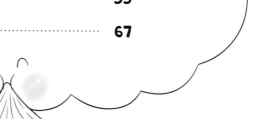

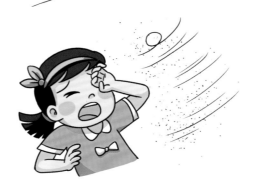
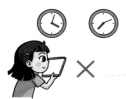
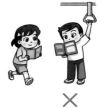

陶医生的话

　　我们每天都在用眼睛看这个五彩斑斓的世界，绿的树、蓝的天、漂亮的花朵、亲爱的爸爸妈妈。可是小读者们，你们了解眼睛吗？你们照一下镜子，看看自己那双漂亮的大眼睛，黑黝黝的，是不是觉得眼睛就像一个神奇的黑洞，里面藏着无限奥秘？

　　我是一名眼科医生，每天都用特殊的设备给患者做眼底检查。我想告诉小读者们，眼底的世界里有日轮一般的视神经乳头，也有月晕一样的黄斑，还有纵横交错的血管和神经，就像山川河流，美极了！

　　如果我们跑到暗的地方，再去照一下镜子，会发现一个很有意思的现象，黑眼珠中间的瞳孔变大了。太神奇了，是不是？瞳孔会根据外界光线的强弱来变大变小，是不是特别像孙悟空的金箍棒？

　　我相信，看这本书的时候，小读者们的眼睛一定会瞪得大大的，发出惊呼："原来眼睛这么神奇呀！""眼睛的秘密好多呀！""我也要像光小侠一样，掌握眼睛所有的奥秘！"……

　　我还相信，小读者们看完这本书的时候，不仅会激动地和爸爸妈妈分享里面的知识，而且会养成很好的用眼习惯，保护自己的眼睛，还会做全家人眼睛的守护神。

　　我更相信，在看这本书的小读者中，以后一定会有人像我一样，做眼科医生，治疗眼睛的疾病；或者做科学家，研究高科技，帮助更多失明的人获得光明。

　　我们一起努力，让光小侠畅通无阻地在眼睛的世界里遨游吧！

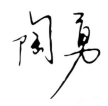

认识眼睛

每个人都有眼睛，你对自己的眼睛了解多少呢？

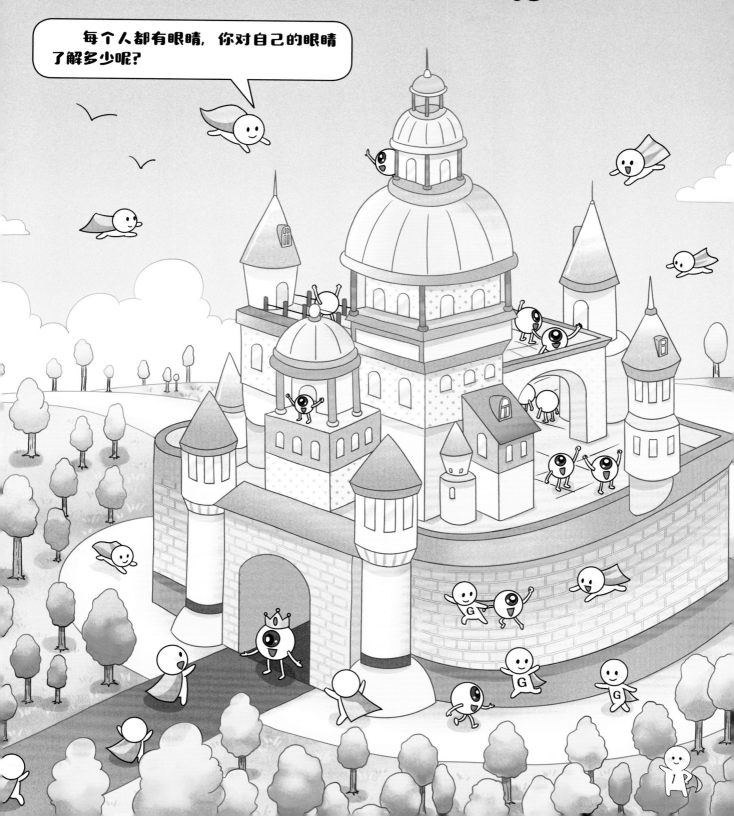

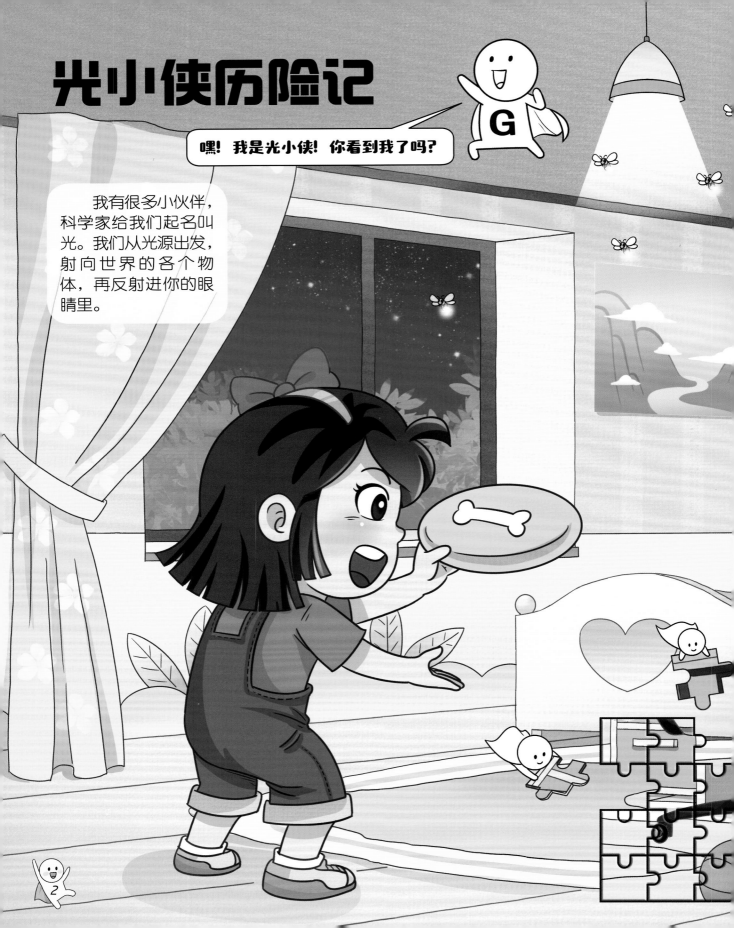

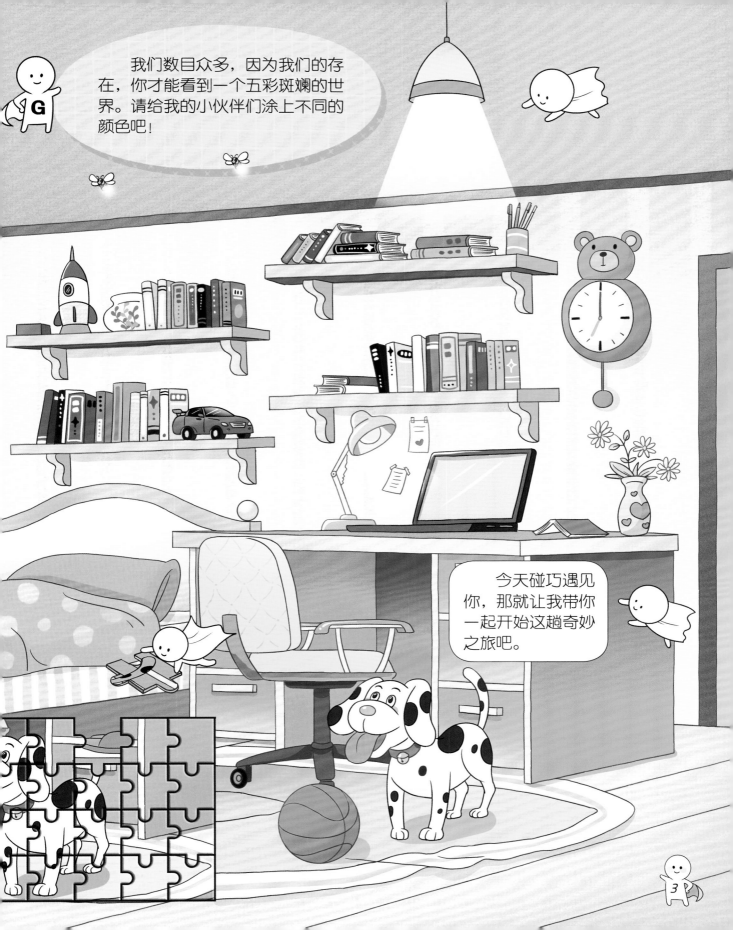

眼睛长什么样

眼睛是一座神奇的水晶宫殿。我们每个人手里拿着一块拼图，看看我们如何穿过这座宫殿吧!

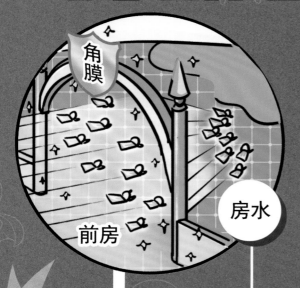

角膜

房水

前房

第三道门是一个放大镜，叫晶状体。我们在第三道门后汇集，并在眼睛最后端的终点——视网膜集合。

肌肉

我们要穿过的第一道门叫角膜。角膜有聚拢功能，我们在门后彼此靠拢。

角膜

虹膜

晶状体

玻璃体

视网膜

视神经

肌肉

瞳孔

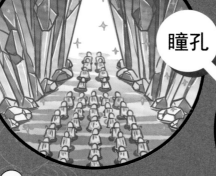

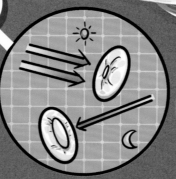

第二道门是瞳孔。光线明亮时瞳孔会变小，不让太多的我们通过;光线昏暗时瞳孔会变大，让更多的我们进入眼睛。

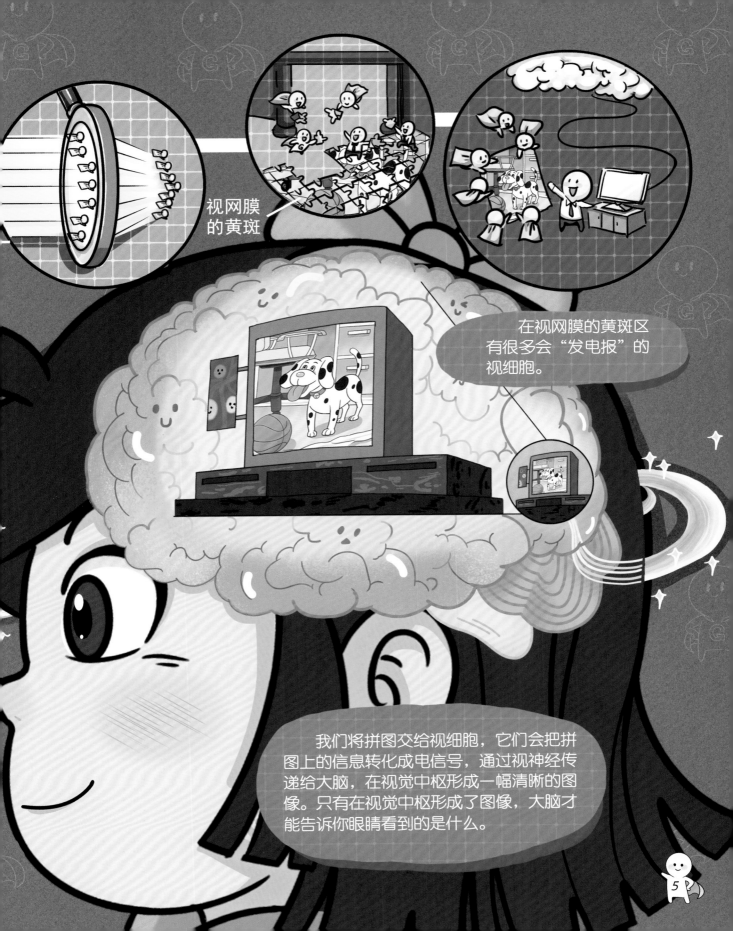

视网膜的黄斑

在视网膜的黄斑区有很多会"发电报"的视细胞。

我们将拼图交给视细胞，它们会把拼图上的信息转化成电信号，通过视神经传递给大脑，在视觉中枢形成一幅清晰的图像。只有在视觉中枢形成了图像，大脑才能告诉你眼睛看到的是什么。

5

视觉与视力

视力

眼睛分辨物体细节的能力，就是视力。现在，请你捂住左眼，用右眼看；然后再捂住右眼，用左眼看。你两只眼睛的视力未必一样哦。

自测

想知道自己的视野范围吗？试试这个方法。眼睛盯着正前方，双臂在身体两侧展开。这时你的余光能看到你的手吗？如果不能，试着把手臂向胸前靠拢，看看手臂到什么位置时，你能刚好用余光看见手。

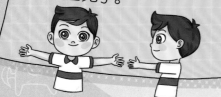

标准对数视力表

五分记录 （L） Log - loga		小数记录 （V） v = j - f d=5 D=5a n
4.0	E	0.1
4.1	Ш E	0.12
4.2	E M	0.15
4.3	Ш W E	0.2
4.4	E M Ǝ	0.25
4.5	M E Ш E	0.3
4.6	E Ш Ǝ M	0.4
4.7	M E M Ш E	0.5
4.8	Ǝ Ш E Ǝ M Ш	0.6
4.9	M E Ǝ Ш E M	0.8
5.0	Ш Ǝ M E M Ш E M	1.0
5.1	E Ш Ǝ Ш E Ш Ǝ	1.2
5.2	Ш Ǝ M E Ш E	1.5
5.3	Ǝ Ш M E Ш M	2.0

中心视力、周边视力和视野

眼睛注视一个物体时的分辨能力，就是中心视力。与此同时，眼睛的余光辨别周围物体的能力，是周边视力。余光看到的范围，是视野。

视野

中心视野

周边视野　　　　周边视野

远视力与近视力

远视力是指眼睛看清远处物体的能力。近视力是指眼睛看清近处物体的能力。

有的人看近不清楚，看远还可以，这可能是远视眼。有的人看近清楚，看远不清楚，这是近视眼。

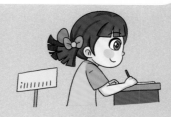

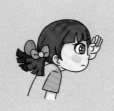

6

动态视力

　　眼睛看清运动物体的能力，就是动态视力。同样是一辆飞驰而过的小轿车，别人只能看到里面坐了一个人，你还能看清人的相貌，那就说明你的动态视力更好哦。

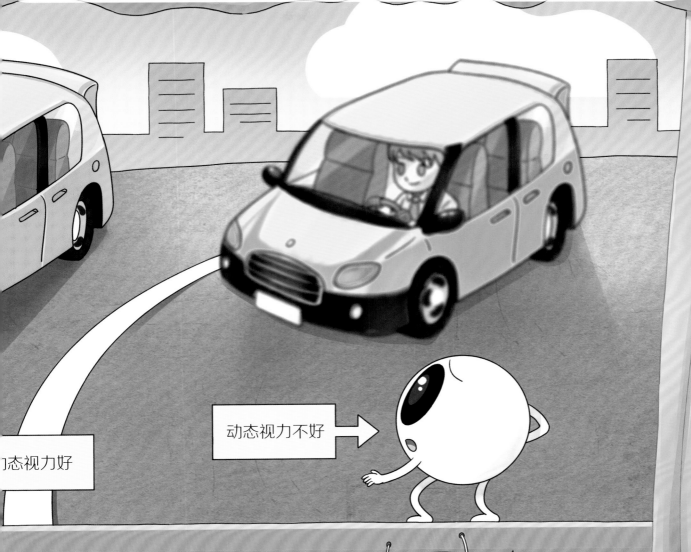

动态视力不好

态视力好

明暗光线下的眼睛

　　当从强光环境进入到弱光环境时，比如夜晚在亮灯的屋子里突然关灯，人眼有一个适应的过程，一开始什么都看不见，但调整好以后，就能慢慢看到物体轮廓。

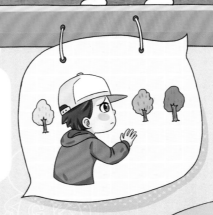

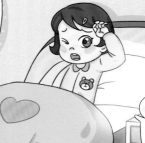

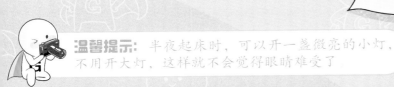

温馨提示： 半夜起床时，可以开一盏微亮的小灯，不用开大灯，这样就不会觉得眼睛难受了

7

主导眼

大脑在处理两只眼睛送来的信息时，会以其中一只眼睛送来的信息为主。这只眼就是主导眼。

自测

想知道自己的哪只眼睛是主导眼吗？可以用下面这个小方法进行测试。

1. 双臂向前平伸，两手在眼前交叠，两手的虎口之间留出一个孔。
2. 闭上一只眼睛，通过孔观察远处的目标物。你感觉目标物的位置有没有发生变化？如果没有变化，则睁开的眼睛为主导眼；如果发生了变化，则闭上的眼睛为主导眼。

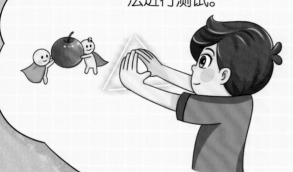

深视力

因为左眼和右眼在脸上的位置不同，所以两只眼睛拥有的视野也不完全相同。大脑会将两只眼睛看到的信息融合在一起，变成立体图像。人眼分辨立体信息的能力就是深视力，也叫立体视觉。

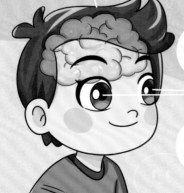

立体视觉原理示意图

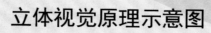

远处物体

近处物体

视网膜

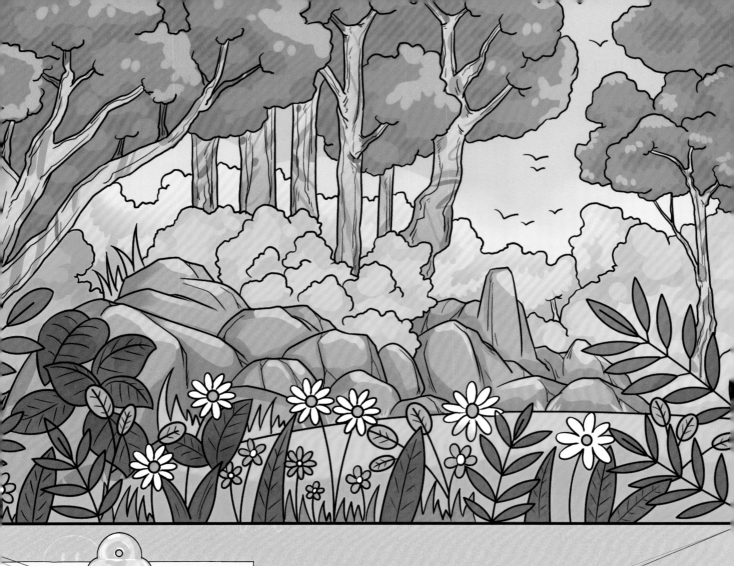

3D 电影是怎么拍出来的

　　眼睛是最高级的 3D 摄像机。3D 电影是用两台摄像机模拟双眼同时拍摄，一台摄像机的拍摄角度类似左眼看到的角度，另一台摄像机的角度类似右眼看到的角度。两台摄像机的画面拼合在一起，就形成了仿佛两只眼睛一起看到的有立体感的 3D 电影了。

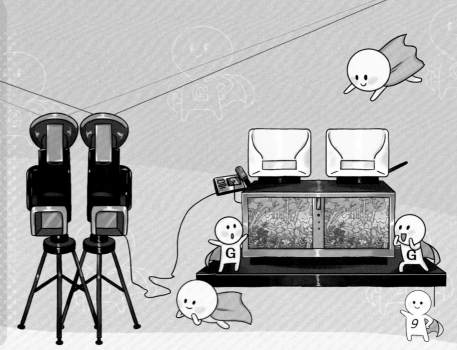

9

眼睛的小卫士

对着镜子观察一下你的眼睛，是不是也像水晶宫一样明亮又精致？

但是这座水晶宫，经常遭遇各种危险。在眼睛的周围，有一套坚实的防护系统，可以保护眼睛免受伤害。

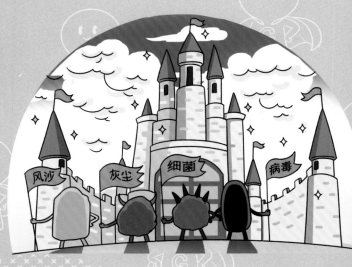

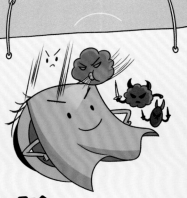

眼睑

就是眼皮。当有强光照射眼睛，或遇到风沙、灰尘时，你会本能地闭上眼睛，这就是眼睑在保护眼睛。

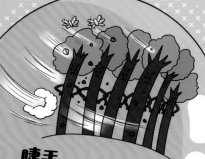

睫毛

保护眼睛免受风沙、小虫、灰尘等异物的入侵。

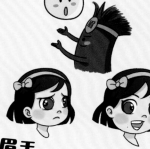

眉毛

当汗水或尘屑从上方落下时，会先受到眉毛的阻拦。

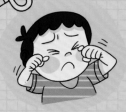
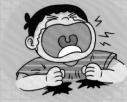
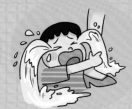
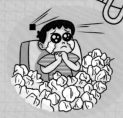

流泪

不高兴了会哭，激动了也会哭。流泪可以疏解情绪，调节心情。数一数，你一天会哭几次？

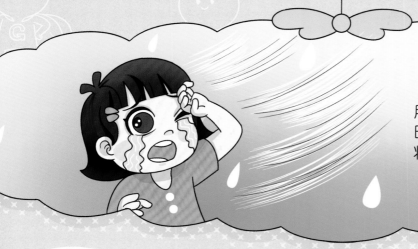

泪水还能起到保护眼睛的作用。当烟雾、沙尘等异物进入眼睛时，泪腺会受到刺激，分泌泪水，将异物清除，保护眼球不受伤害。

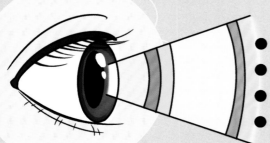

泪膜的结构

- 角膜
- 黏蛋白层
- 水液层 ⎫
- 脂质层 ⎭ 泪膜

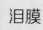

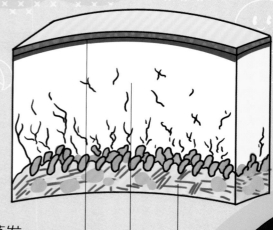

泪膜
（泪液覆盖在眼睛表面的一层薄膜）
⎧ 脂质层　睑板腺分泌，阻止泪液蒸发
⎨ 水液层　泪腺分泌，保温补水
⎩ 黏蛋白层　结膜细胞分泌，降低水液层的表面张力

人为什么要眨眼？

　　眨眼时，眼睑像刷子一样，将泪膜均匀地涂刮在眼球表面，使眼球保持湿润状态。如果长时间不眨眼，你就会觉得眼睛干涩、刺痛，甚至流泪。

　　异物进入眼睛时，你也会本能地眨眼，通过泪液将异物清除。

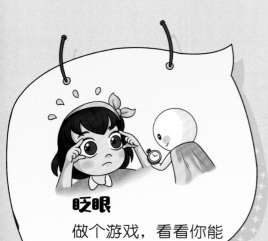

眨眼

做个游戏，看看你能坚持多久不眨眼。

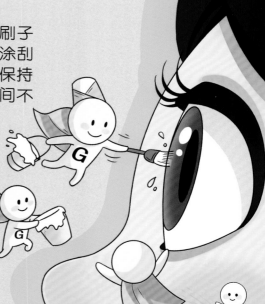

眼睛的成长与衰老

伸出你的手，和爸爸妈妈的手相比，谁的手更大？对着镜子看看你的眼睛，再看看爸爸妈妈的眼睛，谁的眼睛更大？有没有发现，爸爸妈妈的手掌比你的大很多，相比之下，眼睛却没有比你的大很多。

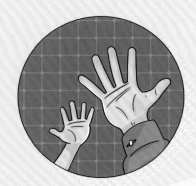
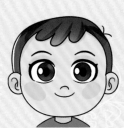
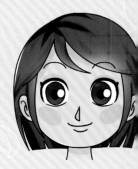

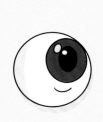
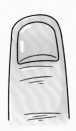
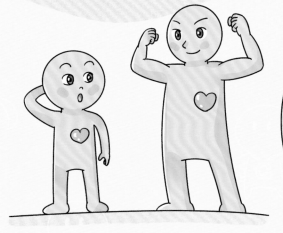

人体的绝大多数器官会随着年龄的增长不断变大，直至成年。而眼睛在人的成长过程中，并没有长大多少。

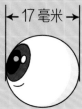

← 17 毫米 →　　　　← 24 毫米 →

← 28 毫米 →

刚出生时的眼轴　　　正常成年人的眼轴　　　异常眼轴

眼睛的前后径长度（也就是眼轴）在出生后是不断增长的，大约在18岁之后才逐渐趋于稳定。

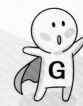

视力会变好

你知道吗？在你刚出生的时候，你的视力并不像现在那么好。在你 3 个月大的时候，你才能逐渐看清眼前的物体，不过那时你还不记事。通常，到了 5 岁以后，你的视力才能逐渐达到 1.0。如果你的视力低于同龄儿童的正常值，就需要多加注意，及时让家长带去眼科查出原因。

出生后前 3 年是视觉发育关键时期，而人眼看东西最重要的区域——视网膜的黄斑，通常在人出生后 4 个月发育成熟。所以，先天性眼病需要早期及时干预。

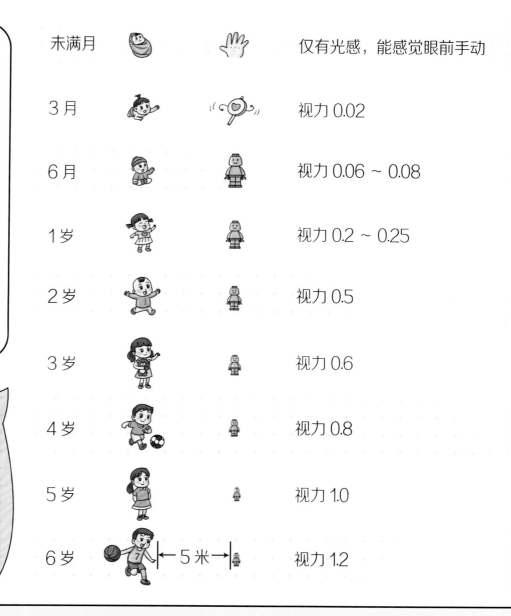

未满月			仅有光感，能感觉眼前手动
3 月			视力 0.02
6 月			视力 0.06 ~ 0.08
1 岁			视力 0.2 ~ 0.25
2 岁			视力 0.5
3 岁			视力 0.6
4 岁			视力 0.8
5 岁			视力 1.0
6 岁		← 5 米 →	视力 1.2

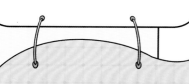

救救我！太黑了！

黄斑

角膜

晶状体

家长看过来

先天性角膜白斑、先天性白内障等眼病，均需要在出生后尽可能早做手术，使光线能够在视觉发育关键期照射至眼底，促进视网膜发育。

警惕弱视与斜视

家长看过来

　　1～3岁是孩子立体视觉的形成期，3～9岁，孩子的立体视觉会逐渐发育成熟。如果孩子有弱视、斜视等问题，会影响立体视觉的形成，家长要引起重视并及早干预。

外斜视

内斜视

正视

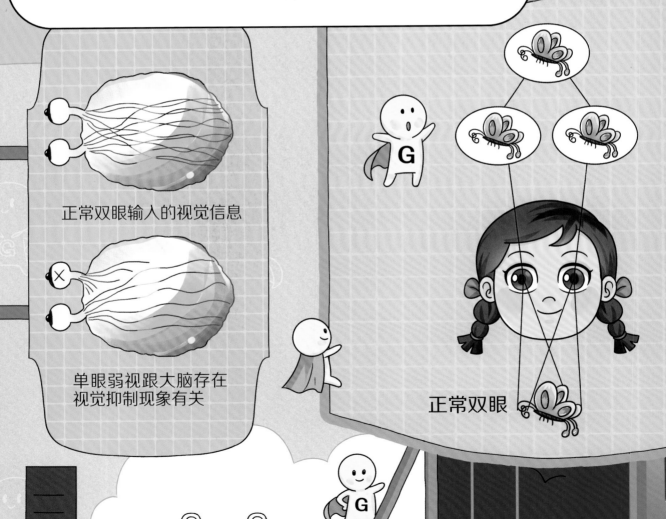

正常双眼输入的视觉信息

单眼弱视跟大脑存在视觉抑制现象有关

正常双眼

现在，你是不是对眼睛有了更多的认识？

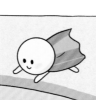

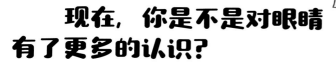

陶医生答疑

1. 为什么会迎风流泪

如果泪膜不完整，眼睛的一部分就直接暴露在了空气中，人会觉得眼睛干，在风的刺激下，眼睛就会反射性地流泪，形成新的泪膜保护眼睛。这就是迎风流泪的成因啦。

 × —— 大脑自动忽略模糊的图像

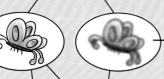

患侧眼成像模糊

正常眼成像清晰

左眼斜视

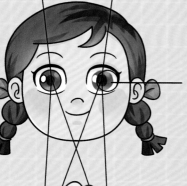

单眼弱视

2. 眼睛有什么作用

眼睛是每个人了解世界的窗口，借助眼睛，人们能在光线的配合下看到这个五彩斑斓的世界。

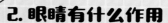

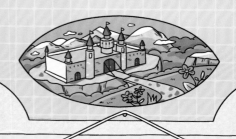

3. 成年后近视度数就不会增长了吗

对于大部分人来说，眼睛在成年后会处于一个比较稳定的状态，视力不会大幅下降。但如果长时间、近距离、高强度用眼，成年人也存在近视度数增长的可能。

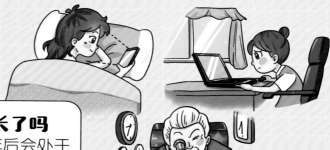

光小侠闯迷宫

光小侠的眼睛有些不舒服，它想去找陶医生做个检查。请你帮助光小侠走过迷宫，找到陶医生。

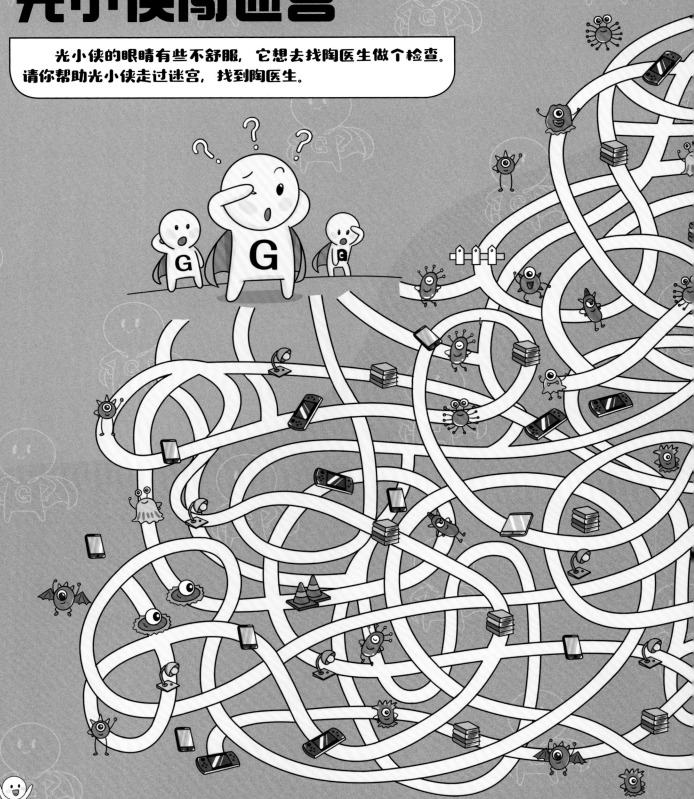

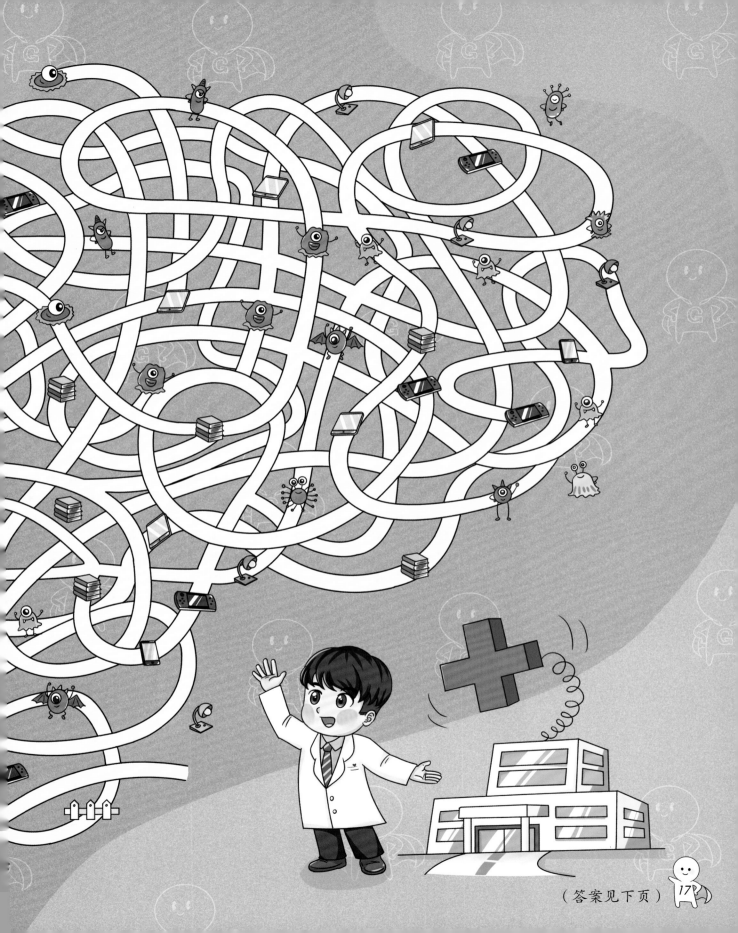

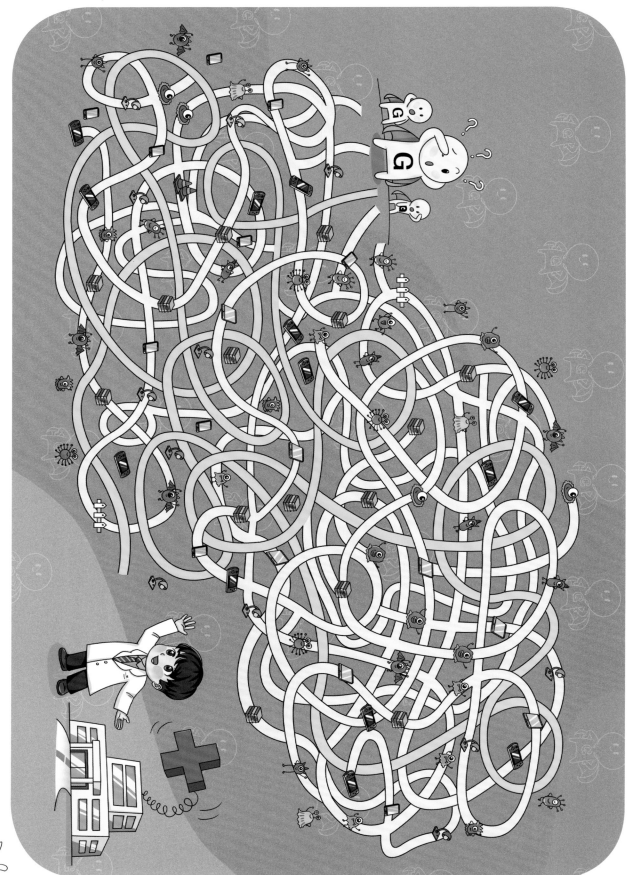

人的眼睛不一样

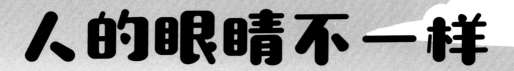

观察一下周围人，你会看到一些不一样的眼睛。有些"特别"的眼睛会给一些人带来困扰，这是怎么回事呢？

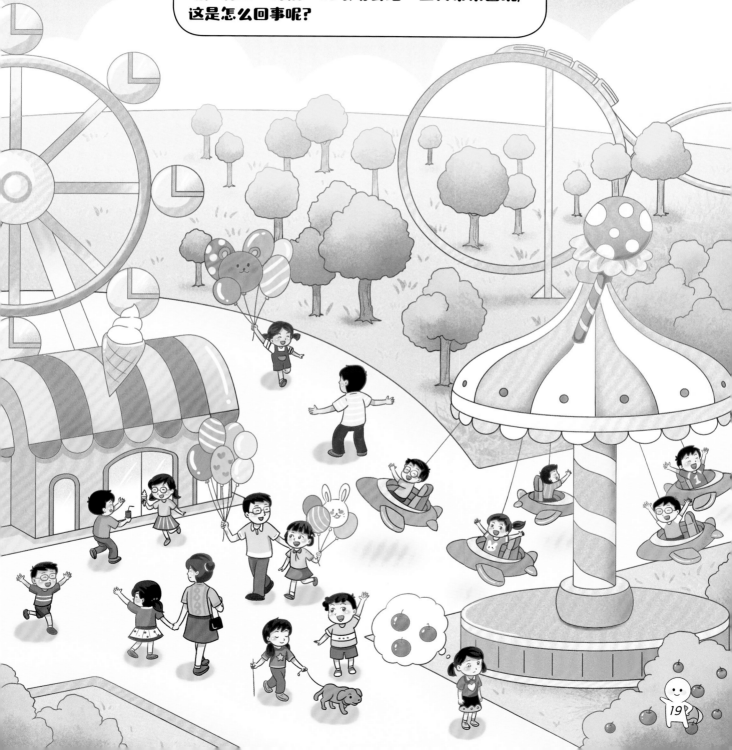

色盲：

袜子明明是棕灰色的，为什么大家都说是樱桃红色的

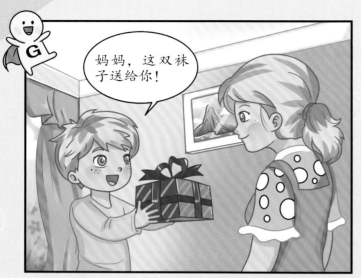

18世纪，英国一个小男孩约翰·道尔顿给妈妈买了一双"棕灰色"的袜子。

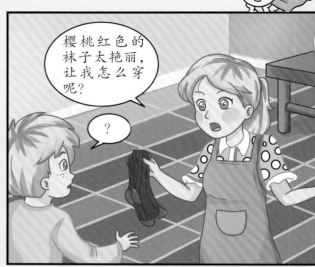

道尔顿十分惊奇，袜子明明是"棕灰色"的，为什么妈妈非说是樱桃红色的呢？

什么是色盲？

色盲是有重度色觉分辨障碍的人。色盲分为全色盲和部分色盲。全色盲的人，感色功能全部丧失，只能区分黑白灰三色。部分色盲的人，可以识别一些颜色，但对另外一些颜色无法识别，比如常见的红绿色盲，就无法辨别红色和绿色。

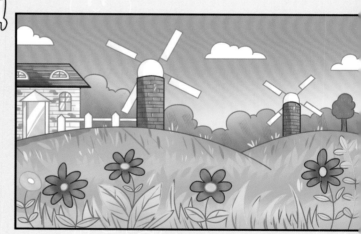

普通人眼中的世界

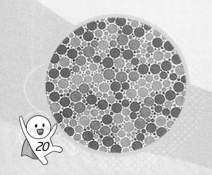
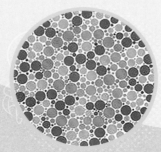
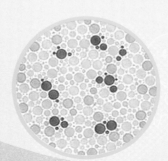
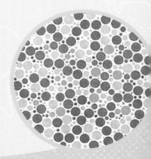

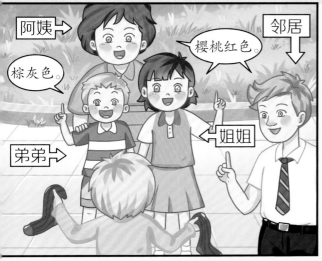

他拿着袜子跑去问弟弟和周围的人，发现除了弟弟也认为袜子是棕灰色的，其他人都和妈妈一样，认为袜子是樱桃红色的。

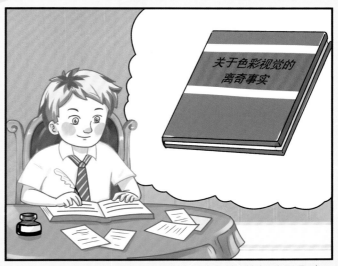

具有好奇心和科学精神的道尔顿没有放过这件小事，他最终发现了色盲现象，并发表了第一篇描述色盲的论文《关于色彩视觉的离奇事实》。

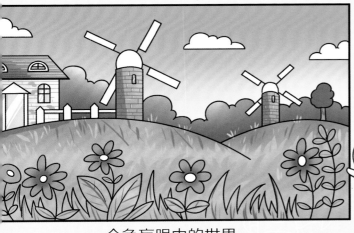

全色盲眼中的世界

自测

你能看出下面这几张图中的数字吗？色盲有可能看不太出来。

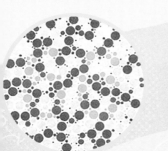

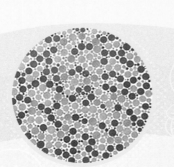

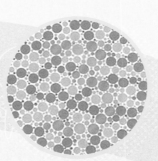

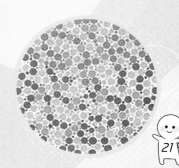

21

弱视：

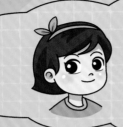
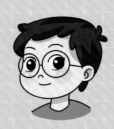
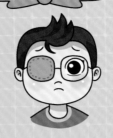

亮亮戴着眼镜，但是一只镜片被遮住了，这是怎么回事呢？

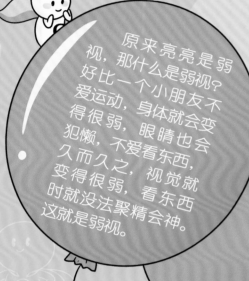

原来亮亮是弱视，那什么是弱视？好比一个小朋友不爱运动，身体就会变得很弱，眼睛也会犯懒，不爱看东西，久而久之，视觉就变得很弱，看东西时就没法聚精会神。这就是弱视。

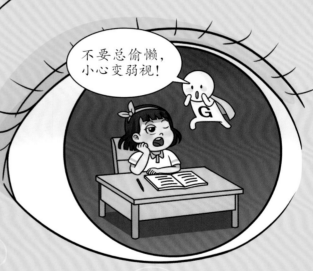

不要总偷懒，小心变弱视！

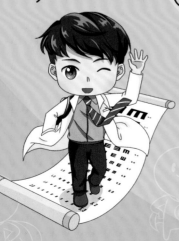
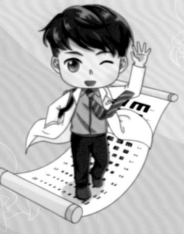
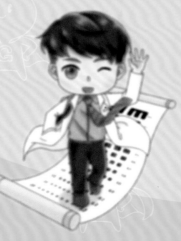

左边是普通人眼中的图像，中间和右边是弱视患者眼中的图像

近视和弱视的区别

凡凡近视，亮亮弱视，裸眼视力都是 0.5。凡凡戴上眼镜，视力能矫正到 1.0，或对应年龄的最佳矫正视力，但亮亮戴上眼镜后，矫正视力没有提高，或无法矫正至他这个年龄的最佳矫正视力。

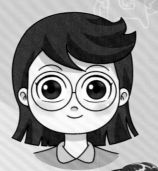
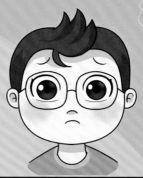

家长看过来

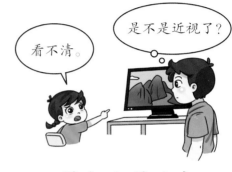

早发现 早治疗

弱视的孩子平时表现与近视、远视等很相似，不易被发现。眼科检查通常没有明确病变，但戴上合适的眼镜后仍然看不清。

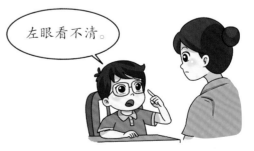

弱视症状一般在 5 岁前出现。早发现、早治疗十分关键。如果在 10 岁前仍未诊断及治疗，可导致延误治疗时机，造成终生视力低下。

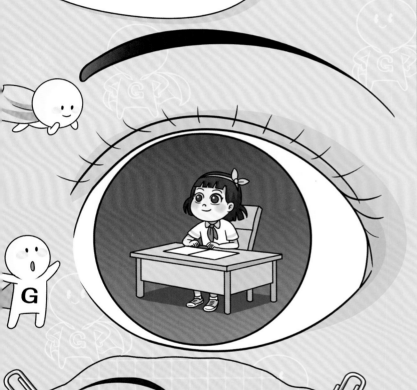

弱视最经典的治疗方法是"遮盖疗法"——佩戴合适的眼镜后，遮盖住视力好的那只眼睛（优势眼），强迫弱视的那只眼睛多工作，慢慢就变得炯炯有神了。

23

斜视:
与弱视是"难兄难弟"

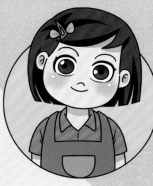

什么是斜视

晶晶非常喜欢歪着脑袋看人,同学们笑称她在搞"歪头杀"。眼尖的同学发现,晶晶的两只眼睛不能同时注视人,其中一只的眼神会"飘"到其他地方。原来晶晶患了斜视。

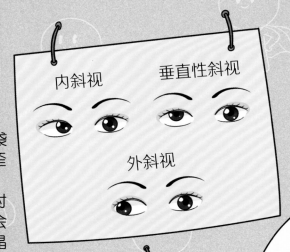

内斜视　　垂直性斜视

外斜视

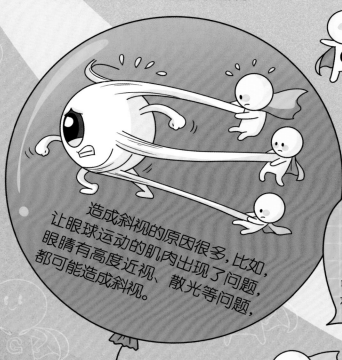

造成斜视的原因很多,比如,让眼球运动的肌肉出现了问题,眼睛有高度近视、散光等问题,都可能造成斜视。

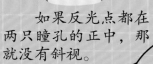

自测

33厘米

用手电筒照眼睛

如果反光点都在两只瞳孔的正中,那就没有斜视。

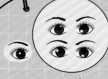

如果有一个反光点没在瞳孔正中,可能是斜视。

斜视怎么治

斜视和弱视是一对"难兄难弟"——如果斜视的那只眼睛不及时矫正,就会因为使用不足而变成弱视。斜视和弱视常常需要一起治疗。治疗斜视的方法包括佩戴眼镜、眼位训练,以及手术治疗等。

斜视要尽早治疗,否则可能会影响双眼视觉功能发育,终生成为"立体盲"。也就是说,看物体失去立体感,失去判断物体间的远近、距离、深浅和凹凸程度的能力,给生活带来不便。

散光：
瞪大了眼睛，怎么还是看不清

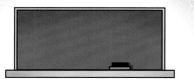

淘淘平时很注意保护眼睛，但上课时还是看不清黑板。家长以为淘淘近视了，带他去验光，结果发现，淘淘不是患了近视，而是患了散光。

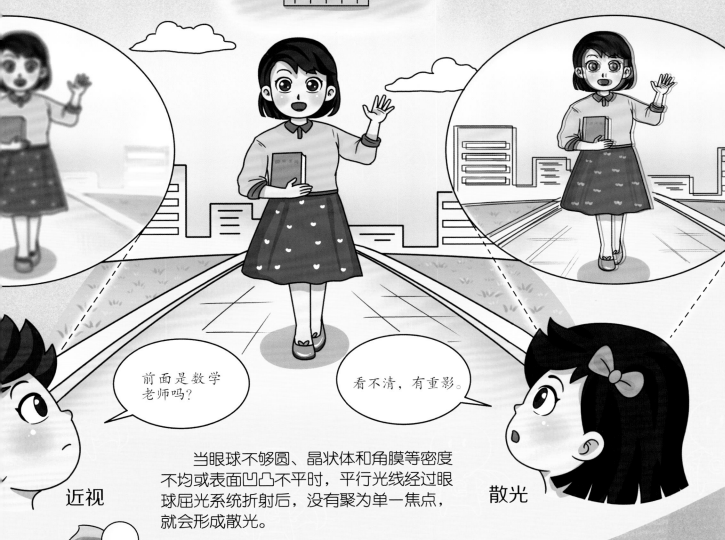

近视

散光

当眼球不够圆、晶状体和角膜等密度不均或表面凹凸不平时，平行光线经过眼球屈光系统折射后，没有聚为单一焦点，就会形成散光。

晶状体
角膜
瞳孔
光源
虹膜
视网膜
光线会聚在多个焦点

散光和近视不一样。近视通常是看不清远处的物体，而散光是无论远近都看不清。如果你有这种情况，要早点儿告诉家长哦。

25

倒睫：
小小的睫毛，大大的烦恼

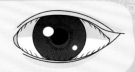

观察身边人的眼睛，睫毛是不是都在眼皮的边缘，向外弯弯地长着？

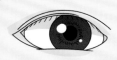

但是薇薇的眼睛，睫毛向内生长，一眨眼，就会刺痛眼睛。这种睫毛叫作倒睫。倒睫少的1～2根，多的甚至全部睫毛都是倒睫。

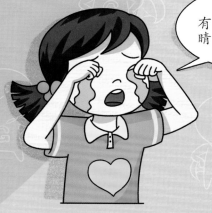

有针扎我的眼睛，好疼啊！

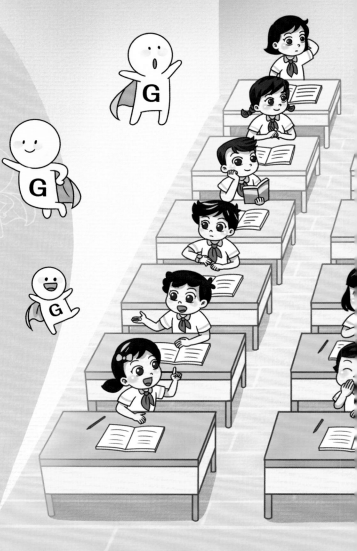

倒睫会摩擦眼球，导致疼痛、流泪、有异物感，严重时还会造成角膜混浊、角膜溃疡。

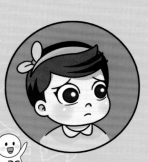
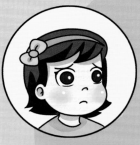

家长看过来

如果薇薇才一两岁，眼睛长了倒睫，有时候是因为眼睑向内翻，睫毛才变成向内长。等薇薇长大点儿，鼻梁发育了，眼睑慢慢长"正"，睫毛也就跟着眼睑向外了。但如果薇薇到了五六岁，还是长着倒睫，就需要手术治疗了。

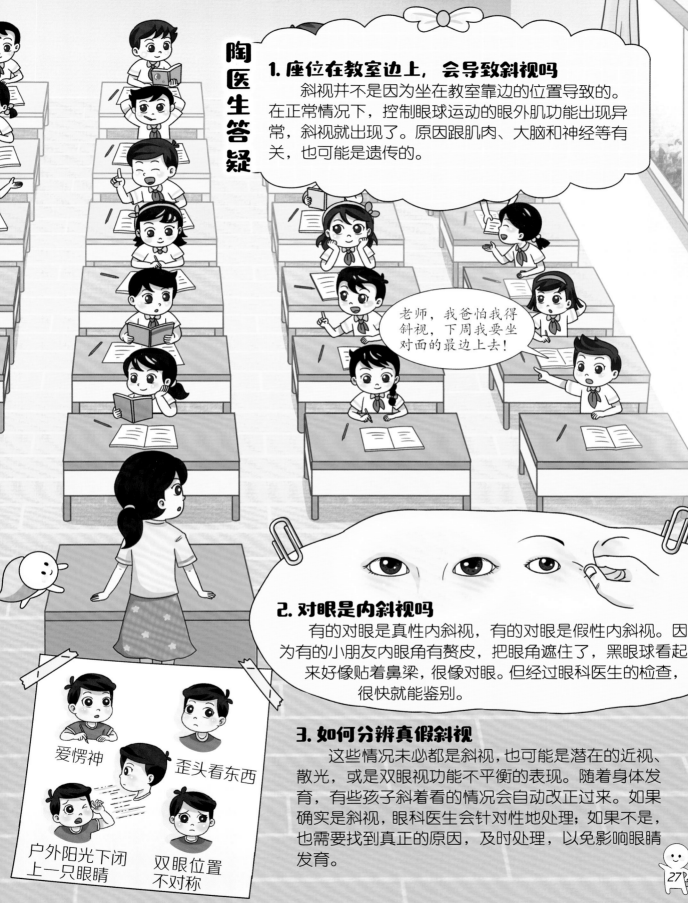

1. 座位在教室边上，会导致斜视吗

斜视并不是因为坐在教室靠边的位置导致的。在正常情况下，控制眼球运动的眼外肌功能出现异常，斜视就出现了。原因跟肌肉、大脑和神经等有关，也可能是遗传的。

老师，我爸怕我得斜视，下周我要坐对面的最边上去！

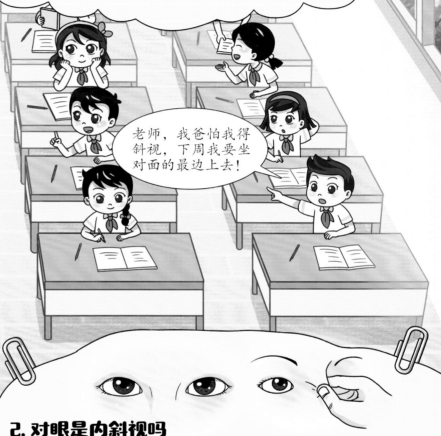

2. 对眼是内斜视吗

有的对眼是真性内斜视，有的对眼是假性内斜视。因为有的小朋友内眼角有赘皮，把眼角遮住了，黑眼球看起来好像贴着鼻梁，很像对眼。但经过眼科医生的检查，很快就能鉴别。

3. 如何分辨真假斜视

这些情况未必都是斜视，也可能是潜在的近视、散光，或是双眼视功能不平衡的表现。随着身体发育，有些孩子斜着看的情况会自动改正过来。如果确实是斜视，眼科医生会针对性地处理；如果不是，也需要找到真正的原因，及时处理，以免影响眼睛发育。

爱愣神

歪头看东西

户外阳光下闭上一只眼睛

双眼位置不对称

27

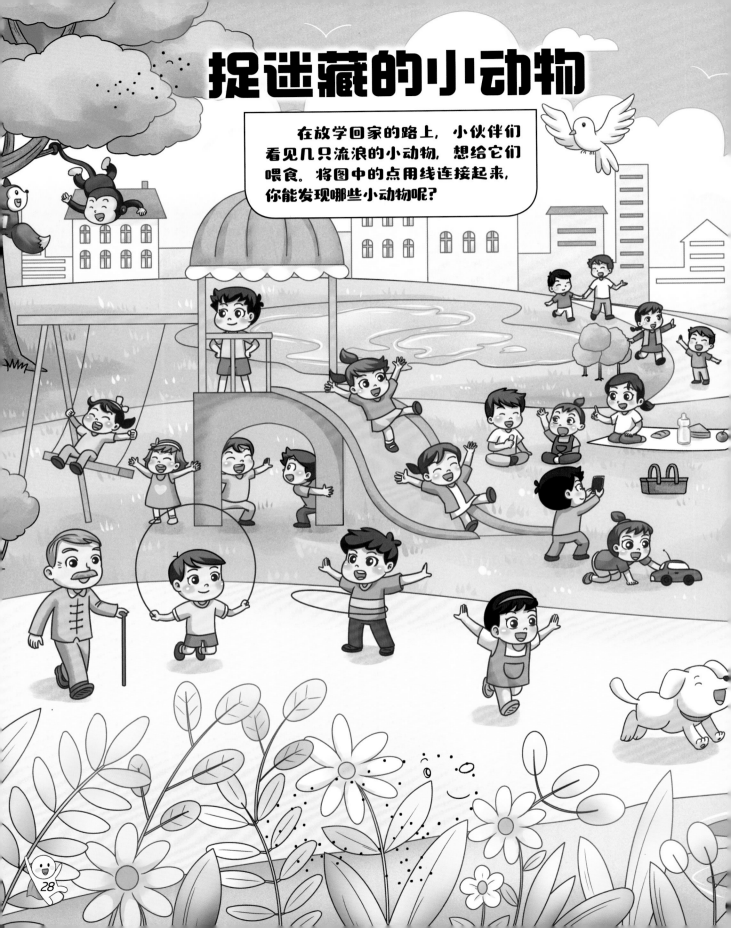

捉迷藏的小动物

在放学回家的路上，小伙伴们看见几只流浪的小动物，想给它们喂食。将图中的点用线连接起来，你能发现哪些小动物呢？

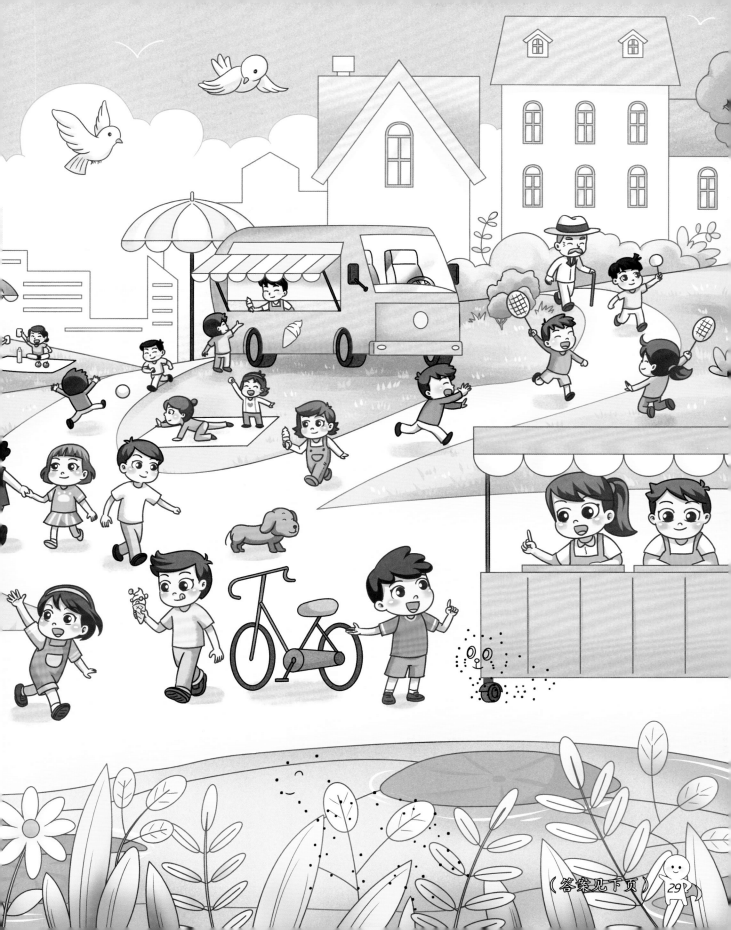

（答案见下页）

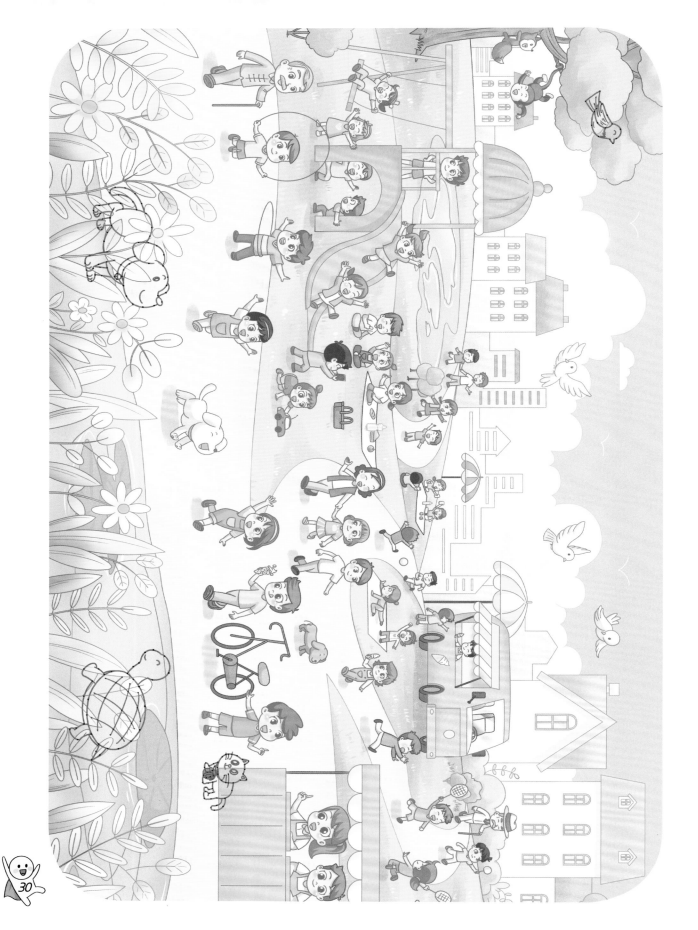

眼睛会生病

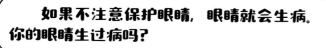

如果不注意保护眼睛，眼睛就会生病。你的眼睛生过病吗？

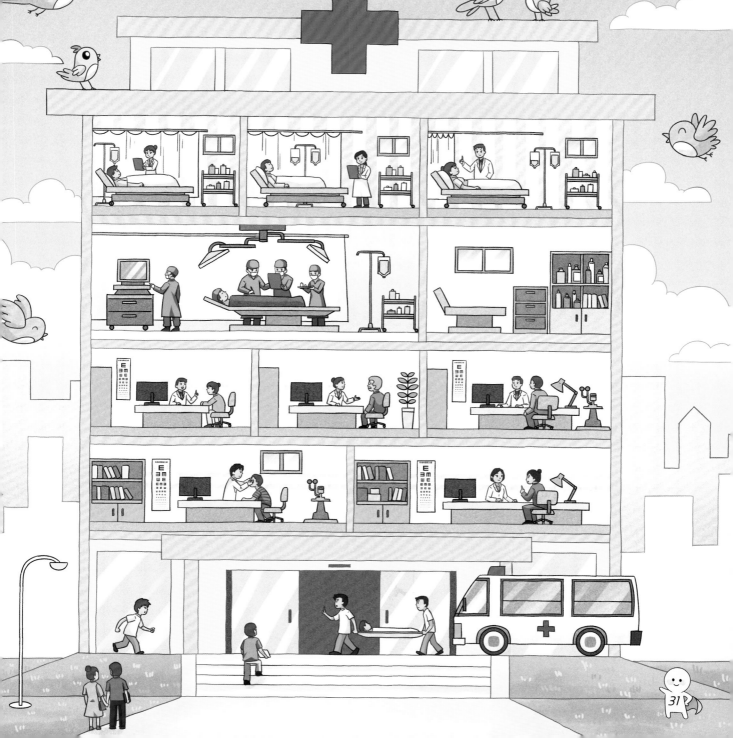

过敏性结膜炎：

春天眼睛又红又痒，是什么怪病

春天来了，楚楚特别喜欢去公园玩。可是回来后，她的眼睛又红又痒，这是怎么回事呢？楚楚可能是得了过敏性结膜炎。

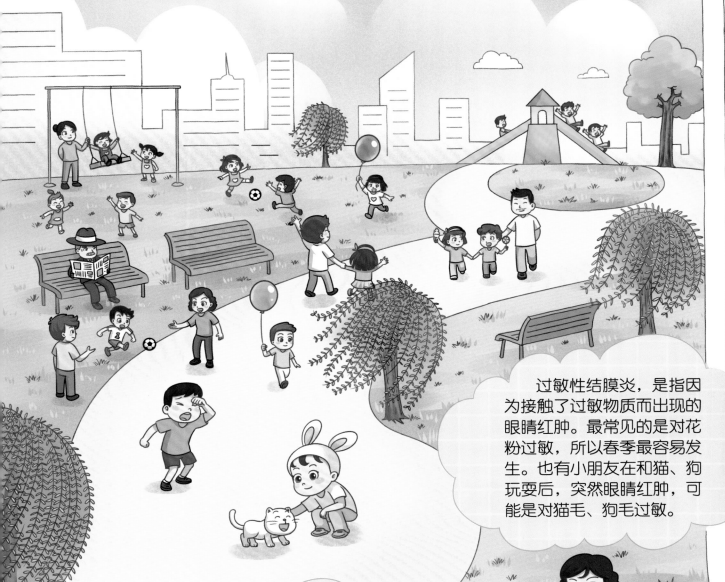

过敏性结膜炎，是指因为接触了过敏物质而出现的眼睛红肿。最常见的是对花粉过敏，所以春季最容易发生。也有小朋友在和猫、狗玩耍后，突然眼睛红肿，可能是对猫毛、狗毛过敏。

如果得了过敏性结膜炎，就要暂时隔离这些过敏原。眼睛痒时，不要用手揉眼睛，而要用冷毛巾冰敷眼睛。在无法改善症状的情况下，一定要及时去看眼科医生。

感染性结膜炎：

有传染性的红眼病

如果你发现周围的人接二连三眼睛都红了，那要当心，这可能就是得了感染性结膜炎，也就是我们常说的红眼病。

红眼病有传染性，能从左眼传染到右眼，也能传染给其他人。

如果怀疑自己得了红眼病，要尽快寻求眼科医生的帮助，避免病情加重。

不揉眼

用自己的专属毛巾

勤洗手

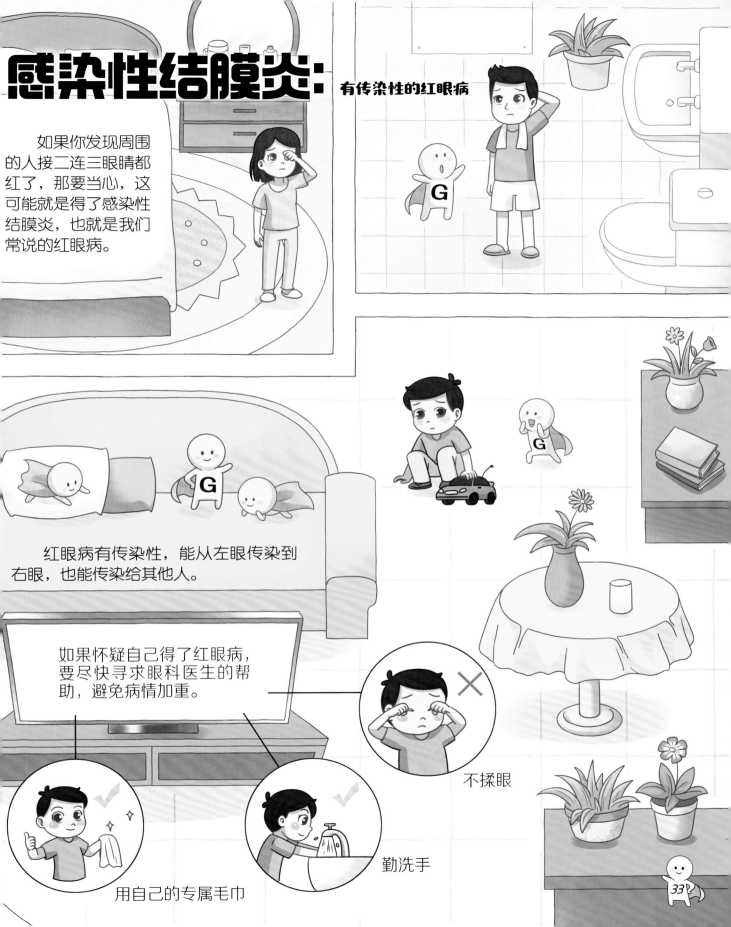

白内障：

眼睛长了"白头发"是什么感觉

龙龙的爷爷得了白内障。什么是白内障？

眼睛里有一个"放大镜"——晶状体。得了白内障，是由于晶状体出了问题。

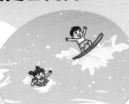

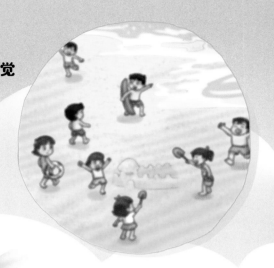

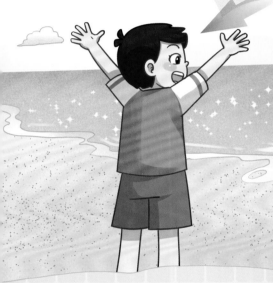

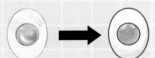

生鸡蛋煮熟后，蛋白质变性

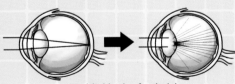

晶状体也会变性

晶状体中的蛋白质变性导致晶状体混浊，眼睛看到的世界不再清晰，如同窗玻璃灰蒙蒙的，让里面的人看不清窗外的景色。

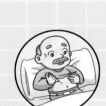

糖尿病患者

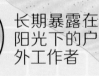

长期暴露在阳光下的户外工作者

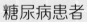

除了老人，白内障患者还可能是这些人

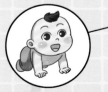

先天性白内障患者

长期服用激素的人

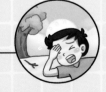

眼睛曾经受过外伤的人

手术治疗是现阶段唯一彻底治疗白内障的方法。

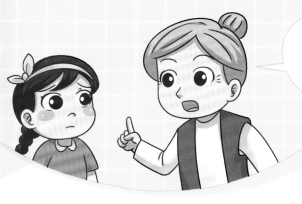

你这是长了"针眼"。

麦粒肿:
眼皮上的"针眼"

"针眼"就是医生常说的麦粒肿,在医学上被称为睑腺炎,是眼睑腺体感染引起的急性化脓性炎症,通常由细菌感染引起。有的小朋友因为卫生习惯差或眼睑油脂分泌旺盛,麦粒肿可能会反复发作。

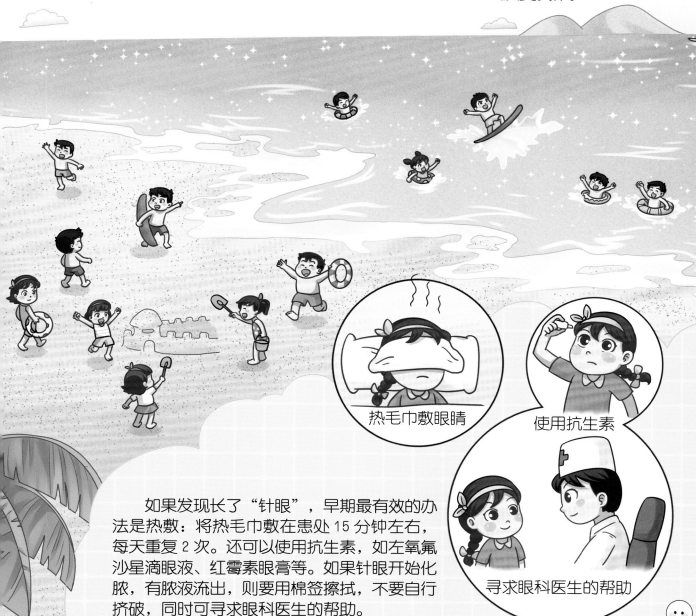

热毛巾敷眼睛

使用抗生素

寻求眼科医生的帮助

如果发现长了"针眼",早期最有效的办法是热敷:将热毛巾敷在患处15分钟左右,每天重复2次。还可以使用抗生素,如左氧氟沙星滴眼液、红霉素眼膏等。如果针眼开始化脓,有脓液流出,则要用棉签擦拭,不要自行挤破,同时可寻求眼科医生的帮助。

飞蚊症：眼前总有"小虫"飞

我拍死你个臭蚊子！

姥姥，哪儿有蚊子？

笑笑的姥姥总觉得眼前有个小黑影飘来飘去，就像一只抓不住的小虫子。这就是飞蚊症，也叫玻璃体混浊。

玻璃体是眼球内无色透明的胶状物质，约占眼球内腔的五分之四。大部分玻璃体混浊和近视、外伤或年龄增长有关。

通常玻璃体混浊是不需要特殊治疗的。一方面，随着时间的推移，这些混浊的漂浮物可能会逐渐沉降下来，当它们不再遮挡光线进入眼睛的通路时，也就看不到这些"小飞蚊"了。

别伪装了，你的真面目我早已识破！

哥们儿挺住，搅局大业靠你们了！

另一方面，大脑会慢慢意识到这些"飞蚊"并不是真正的蚊虫，而是一些无效的视觉信号，即便这些漂浮物不沉降，大脑也会慢慢忽略掉它们。

干眼症：
眼睛怎么这么干

在正常状态下，每隔3秒钟左右，眼睛会有一次不自主的眨眼。每次眨眼，需要上下眼睑完全覆盖眼球表面，让泪液均匀分布在眼表，保持眼表的湿润，并且让眼球得到至少0.2秒的休息。

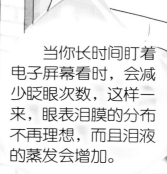

当你长时间盯着电子屏幕看时，会减少眨眼次数，这样一来，眼表泪膜的分布不再理想，而且泪液的蒸发会增加。

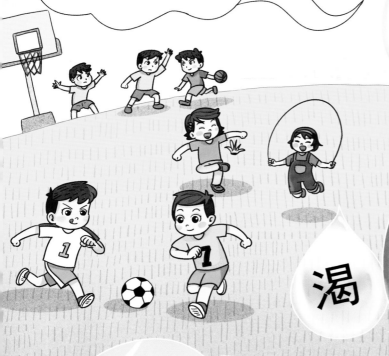

渴渴渴

渴

渴 渴

渴

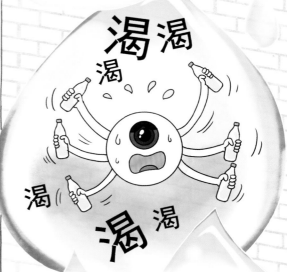

没多久，眼睛就干干的、红红的、疼疼的，还有灼热的感觉。这是在提醒你，你可能得了干眼症。

休息时间到！

症状明显的干眼，可以使用人工泪液眼药水暂时缓解。

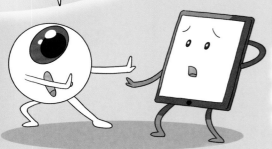

减少用眼、多休息，能在一定程度上缓解干眼症状。热敷能有效改善干眼：每次用40～42摄氏度的蒸汽眼罩热敷10～15分钟，每天可以做2～3次。

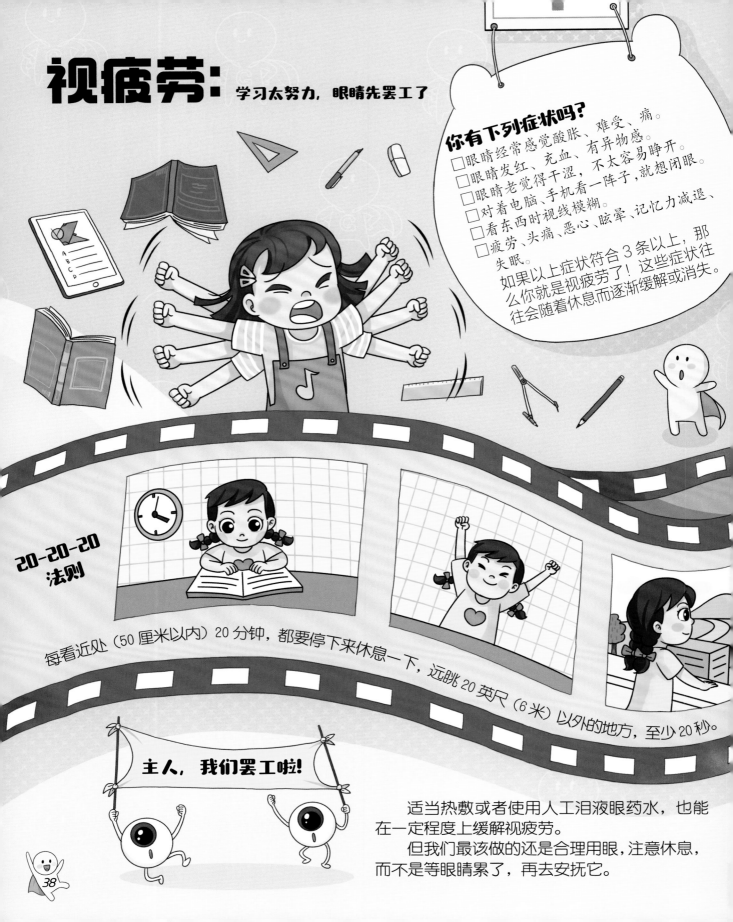

视疲劳：

学习太努力，眼睛先罢工了

你有下列症状吗？

☐ 眼睛经常感觉酸胀、难受、痛。
☐ 眼睛发红、充血、有异物感。
☐ 眼睛老觉得干涩，不太容易睁开，就想闭眼。
☐ 对着电脑、手机看一阵子，视线模糊。
☐ 看东西时视线模糊。
☐ 疲劳、头痛、恶心、眩晕、记忆力减退、失眠。

如果以上症状符合 3 条以上，那么你就是视疲劳了！这些症状往往会随着休息而逐渐缓解或消失。

20-20-20 法则

每看近处（50 厘米以内）20 分钟，都要停下来休息一下，远眺 20 英尺（6 米）以外的地方，至少 20 秒。

主人，我们罢工啦！

适当热敷或者使用人工泪液眼药水，也能在一定程度上缓解视疲劳。

但我们最该做的还是合理用眼，注意休息，而不是等眼睛累了，再去安抚它。

陶医生答疑

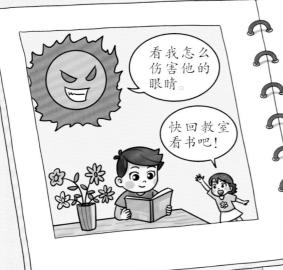

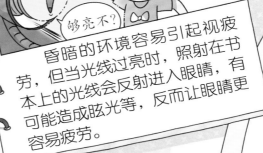

1. 看书的光线越亮越好？光线亮一点儿省眼睛？

昏暗的环境容易引起视疲劳，但当光线过亮时，照射在书本上的光线会反射进入眼睛，有可能造成眩光等，反而让眼睛更容易疲劳。

2. 眼睛常年有红血丝，是疲劳引起的吗？

眼睛红并不一定是由疲劳引起的。眼睛由于慢性刺激、感染或免疫因素而发生炎症的时候，也会发红。

如果眼睛经常红红的，休息之后也没有缓解，要及时去正规医院的眼科就诊。

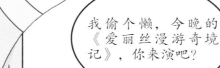

3. 春天眼睛为什么会发痒？

春天空气中的花粉含量比其他季节的高，对花粉过敏的人会因为接触花粉而出现过敏性结膜炎。

得了这个病后，眼睛痒、疼、想流眼泪，忍不住想去揉。

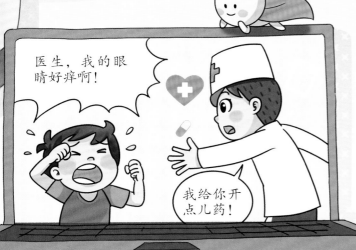

温馨提示： 揉眼睛可万万使不得！揉眼睛的过程会加重血管扩张，让眼睛越来越肿

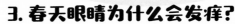

慧眼识人

细菌王国和病毒王国的敌人来袭，光小侠和陶医生将自己武装成机器人战士。拥有火眼金睛的你，请找出他俩身上的共同装备，帮助他俩认出彼此。

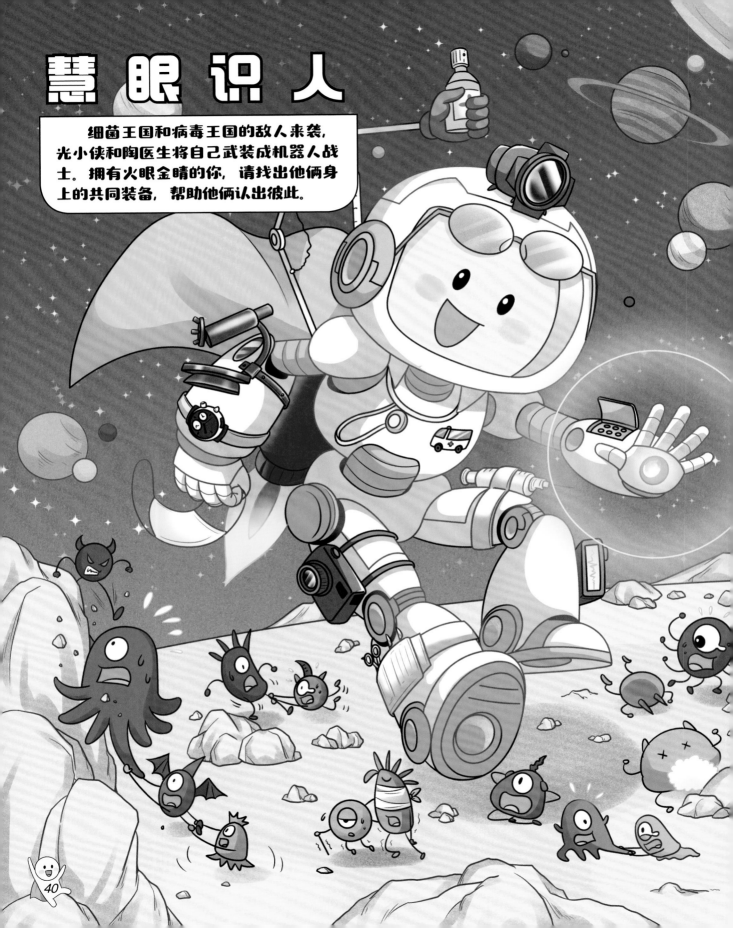

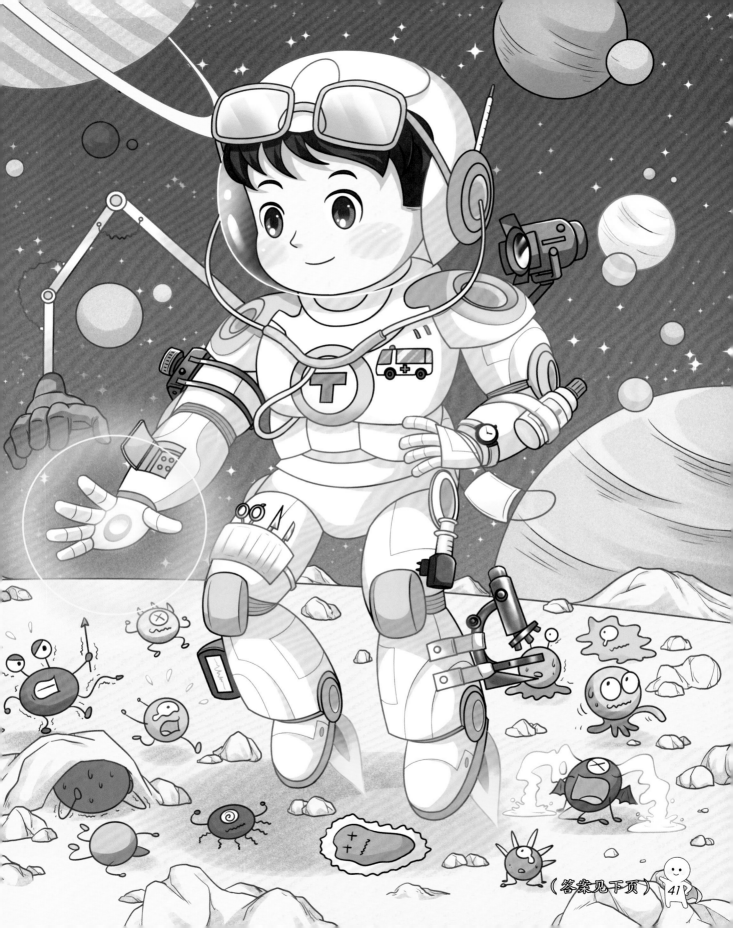

（答案见下页）

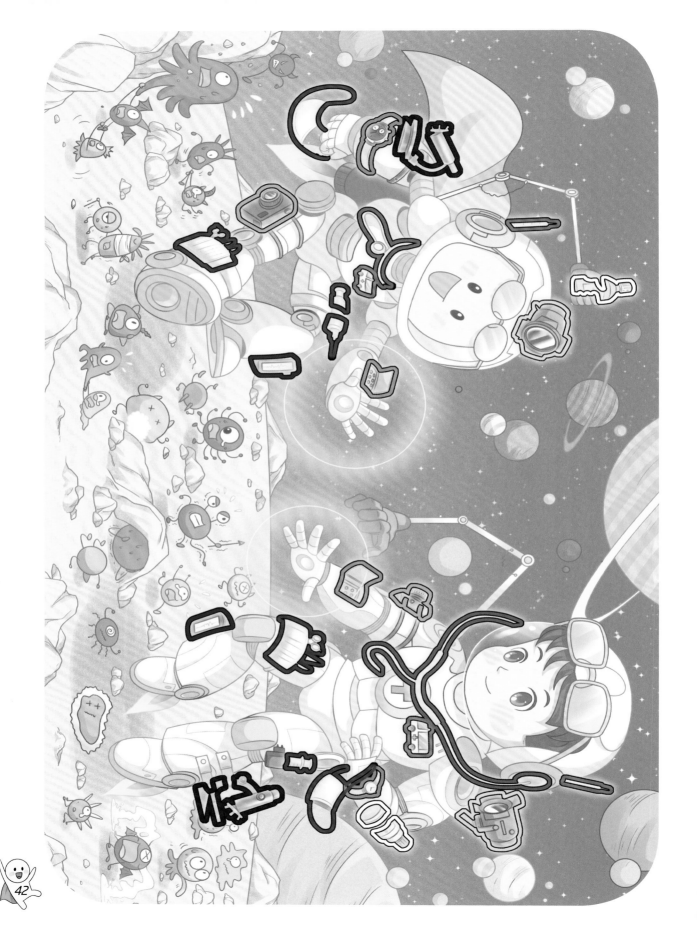

戴眼镜的小朋友

你的身边有没有戴眼镜的小朋友呢?

爸爸妈妈告诉你:平时不注意保护眼睛,以后就会近视。那么,近视是怎么回事?

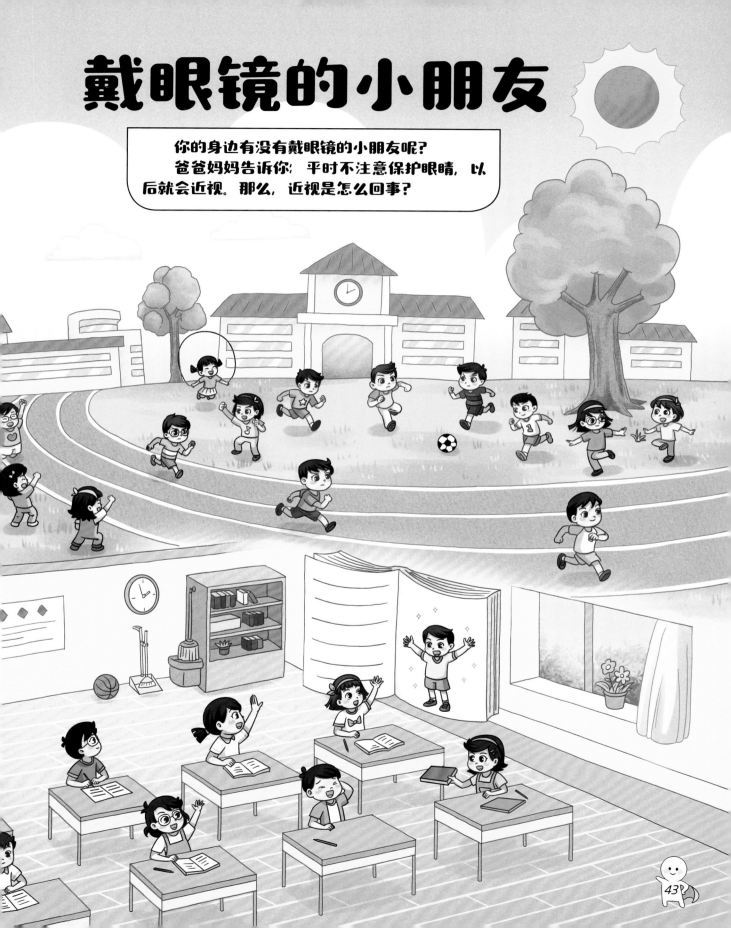

什么是近视

眼睛是我们获取信息的重要器官。物体的影像投射到视网膜上，再由视网膜转化成大脑可以识别的信号，我们才能看到物体的样子。

正视眼

5 米以外的平行光线经过眼球折射后，准确地落在视网膜黄斑中心位置，形成清晰的物像，这种眼睛被称为正视眼。

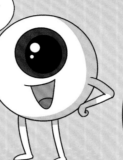

正视眼不该是稀有物种！

正视眼从看远变为看近时，睫状肌收缩，晶状体变凸，使得近处物体反射的光线经过折射之后，还能准确地落在视网膜黄斑中心位置。

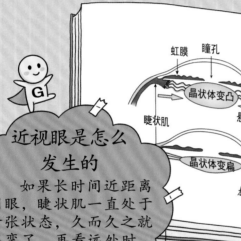

虹膜　瞳孔

看近时

晶状体变凸

悬韧带松弛

睫状肌

看远时

晶状体变扁

悬韧带拉紧

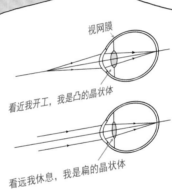

视网膜

看近我开工，我是凸的晶状体

看远我休息，我是扁的晶状体

罢工

近视眼是怎么发生的

如果长时间近距离用眼，睫状肌一直处于紧张状态，久而久之就痉挛了。再看远处时，睫状肌就不松弛了。

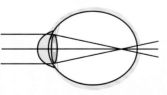

远处物体发出的光线，经眼球折射后，只能落在视网膜前方，无法准确地落在视网膜黄斑中心位置，导致眼睛看不清远处，只有凑近了看，或者戴上眼镜看，才能看清楚。这就是近视眼。

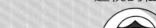

近视的征兆

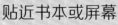

贴近书本或屏幕

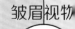

皱眉视物

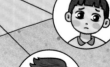

频繁眨眼

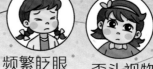

歪头视物

眯眼视物

你的远视储备"银行"

新生儿的远视储备

每个人刚出生的时候都是小不点儿，身体各个器官都没有发育成熟，新生儿的眼睛也需要发育。

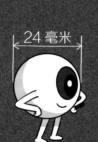 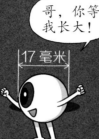 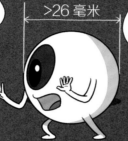

24毫米

17毫米

哥，你等我长大！

>26毫米

差不多就行，别长太大！

新生儿的眼轴没有成人的眼轴那么长，所以新生儿一般都是远视眼，叫生理性远视。随着眼轴不断变长，眼睛远视的度数也逐渐降低，眼睛逐渐变为既不远视也不近视的状态。

远视储备"银行"

小朋友，你的余额只剩50度了。

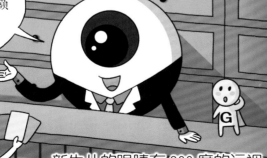

新生儿的眼睛有300度的远视储备度数。理想的情况是：随着成长，远视能力缓慢消退，到小学阶段恰好消退完。如果小时候经常近距离用眼，远视储备度数就会消耗过快。远视储备消耗后，如果不注意用眼，就容易近视。

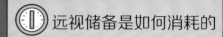

远视储备是如何消耗的

新生儿　　　远视300度

长时间近距离玩玩具　支出50度

长时间近距离看书　支出50度

长时间近距离写作业　支出50度

长时间近距离玩手机　支出50度

长时间近距离看电视　支出50度

长时间近距离打游戏　支出50度

剩余　　　　0度

45

假性近视与真性近视

假性近视

    假性近视主要是因为经常近距离用眼，睫状肌一直处于收缩状态，晶状体变凸。久而久之，调节力变差，再看远处时，睫状肌也无法放松，无法牵引晶状体变扁，导致远处物体成像在视网膜前方，眼睛看不清远处。

    假性近视通过放松和休息，也许可以恢复正常视力，并不需要真的佩戴眼镜。如果贸然戴上眼镜，反而最终会变成真性近视。

真性近视

    真性近视的眼睛，眼轴出现异常性增长。真性近视不可逆，一旦发生，目前的医疗手段是无法使眼轴的长度缩短的。

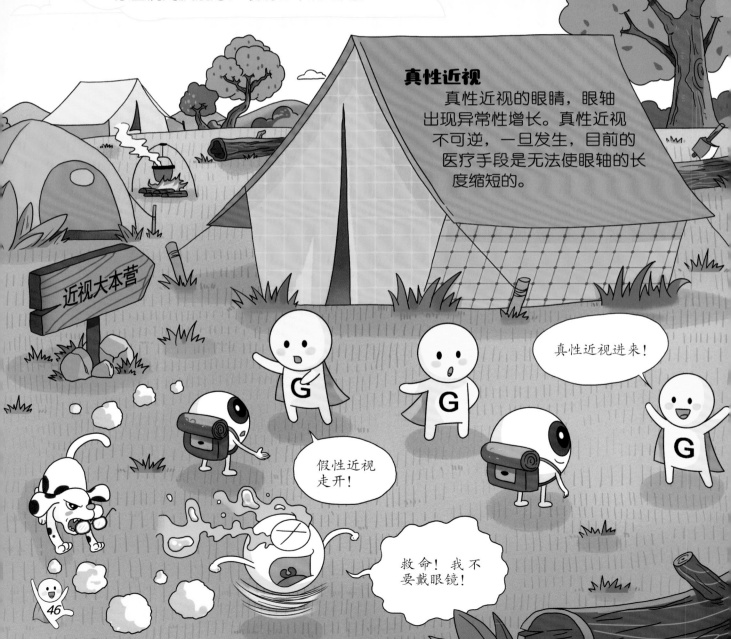

近视的进展与危害

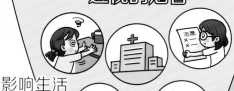

近视的危害

影响生活质量

容易得其他眼科疾病

影响就业

高考志愿选择受限

近视的程度

小于 300 度叫低度近视，高于 600 度叫高度近视，在 300 度和 600 度之间的是中度近视。

25 毫米 —— 300 度

25.5 毫米 —— 450 度

26 毫米 —— 600 度

眼轴每增长 1 毫米，近视度数增加 300 度

黄斑裂孔

后巩膜葡萄肿

玻璃体混浊

视网膜脱离

白内障青光眼

高度近视的并发症很多，还有致盲的可能性。

高度近视的危害

中低度近视的增长属于量变，到高度近视就属于质变了。高度近视的主要危害在于它引起的并发症。

家长看过来

大量临床研究证实，对于儿童及青少年快速进展期的近视，0.01% 的阿托品滴眼液联合角膜塑形镜（OK镜）或近视离焦眼镜一起使用，可以较好地延缓近视度数增长。

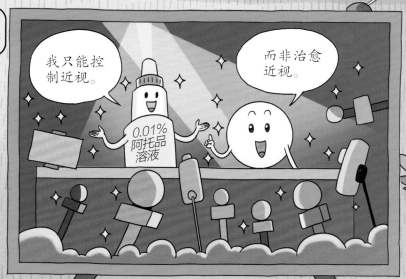

我只能控制近视。

而非治愈近视。

0.01% 阿托品溶液

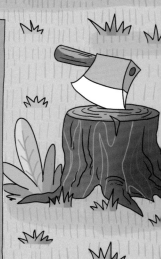

47

近视后要戴眼镜

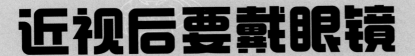

如果已经患了真性近视，那就要及时戴上合适的眼镜。

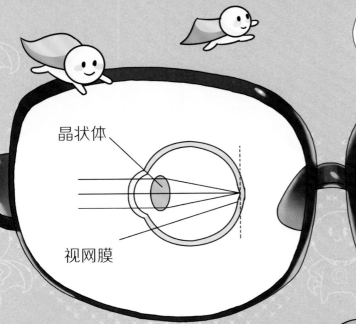

晶状体

视网膜

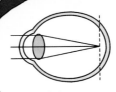

未矫正　　　用凹透镜矫正

合适度数的眼镜，会使光线刚好会聚在视网膜上，帮助眼睛看清楚物体。

家长看过来

学龄前儿童（3～5岁），如确诊为真性近视，且近视度数在100度以上，就要求戴眼镜。

学龄儿童（6岁以上），确诊为真性近视，只要近视度数大于50度，视力明显下降，看黑板不清楚，就要求戴眼镜。

不戴眼镜会怎样

近视眼如果不戴眼镜，眼睛看远处的物体会很吃力，睫状肌就会过度自我调节，导致眼疲劳加重，近视程度加深。

看不清！

验光、配镜和建立屈光发育档案

1. 验光，确定左右镜片的度数。

2. 根据脸型、生活习惯和审美等，选择合适的镜框。

3. 制作眼镜。

4. 结合头部大小、鼻梁高低等进行微调。

配镜前验光，验光前散瞳

12岁以下儿童在第一次验光时，都要先滴用特定的药水（睫状肌麻痹剂），才能开始验光。这也是我们常说的"散瞳验光"。

戴上眼镜后，更要注意用眼习惯，并且每6～12个月检查一次视力，如果度数增高要及时更换眼镜。

家长看过来

大多数儿童3岁之后就可以配合检查视力了，可从3岁开始建立屈光发育档案。建议每6个月进行一次检查。近视的孩子还需要定期进行眼底检查。

散瞳验光

6岁

7岁

8岁

9岁

10岁

给你的眼睛做一份成长记录。

眼轴长度 角膜曲率

裸眼视力 矫正视力

屈光度

年龄 身高

要不要做近视手术

近视手术需要满足一系列条件才能做，包括：

☐ 年满 18 周岁。
☐ 近 2 年的近视度数稳定，每年增长的近视度数不超过 50 度。
☐ 近视在 1200 度以下，远视在 600 度以下，散光在 600 度以内，但不同的手术方式对屈光度数有不同的要求。
☐ 做完手术之后，角膜厚度还得大于 280 微米。
☐ 戴角膜接触镜者：软镜应停戴 2 周以上，硬镜应停戴 4 周以上，OK 镜应停戴 3 个月以上。
☐ 没有活动性感染或炎症，比如急性结膜炎、角膜炎、虹睫炎等。
☐ 没有不适宜做手术的全身疾病，如未控制的红斑狼疮、类风湿性关节炎以及焦虑、抑郁等。

　　每个人的情况不一样，即便是满足了上述条件，也需要进行详细的术前检查，评估之后才能决定到底适不适合进行近视手术。

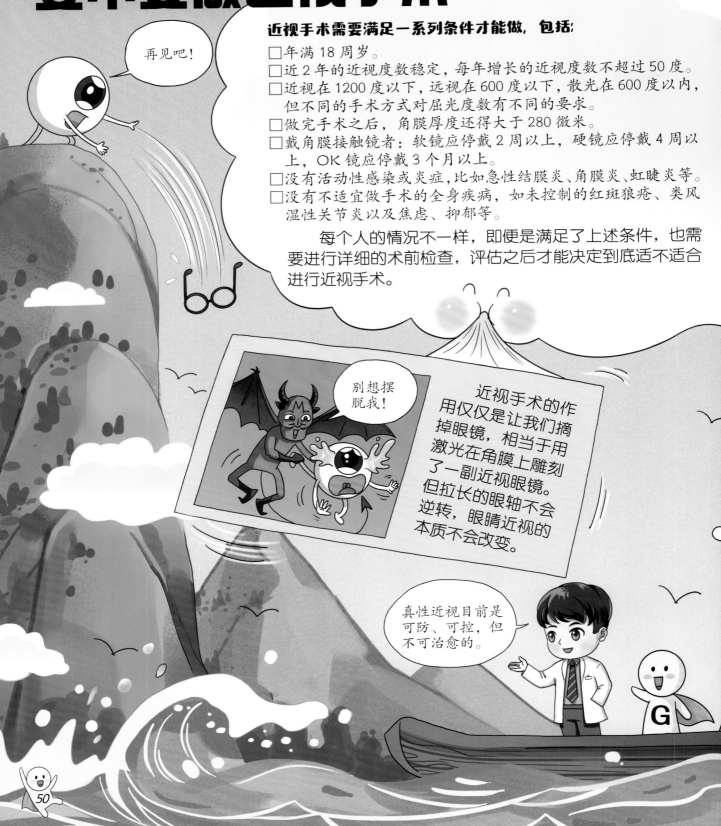

近视手术的作用仅仅是让我们摘掉眼镜，相当于用激光在角膜上雕刻了一副近视眼镜。但拉长的眼轴不会逆转，眼睛近视的本质不会改变。

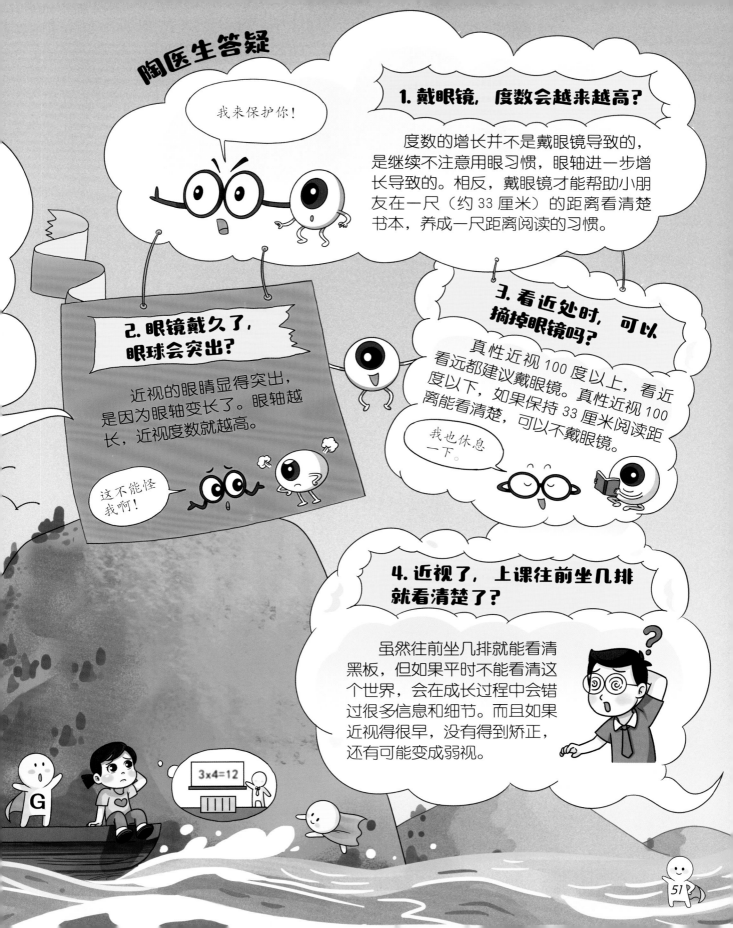

陶医生答疑

我来保护你!

1. 戴眼镜，度数会越来越高？

度数的增长并不是戴眼镜导致的，是继续不注意用眼习惯，眼轴进一步增长导致的。相反，戴眼镜才能帮助小朋友在一尺（约 33 厘米）的距离看清楚书本，养成一尺距离阅读的习惯。

2. 眼镜戴久了，眼球会突出？

近视的眼睛显得突出，是因为眼轴变长了。眼轴越长，近视度数就越高。

这不能怪我啊!

3. 看近处时，可以摘掉眼镜吗？

真性近视 100 度以上，看远都建议戴眼镜。真性近视 100 度以下，如果保持 33 厘米阅读距离能看清楚，可以不戴眼镜。

我也休息一下。

4. 近视了，上课往前坐几排就看清楚了？

虽然往前坐几排就能看清黑板，但如果平时不能看清这个世界，会在成长过程中会错过很多信息和细节。而且如果近视得很早，没有得到矫正，还有可能变成弱视。

G

3x4=12

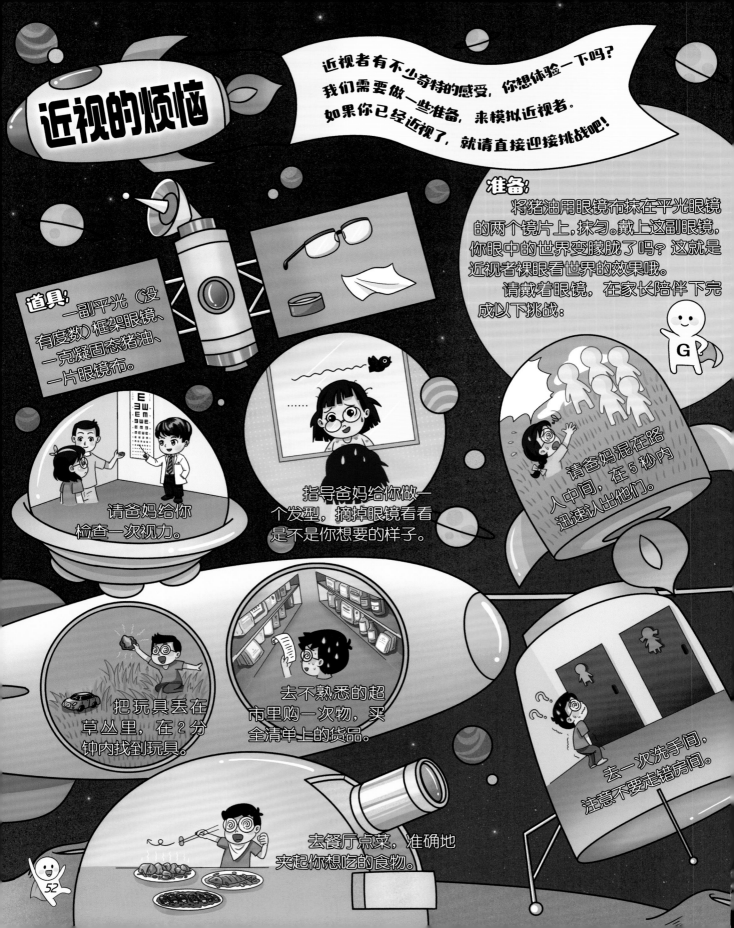

近视的烦恼

近视者有不少奇特的感受，你想体验一下吗？我们需要做一些准备，来模拟近视者。如果你已经近视了，就请直接迎接挑战吧！

准备：
将猪油用眼镜布抹在平光眼镜的两个镜片上，抹匀。戴上这副眼镜，你眼中的世界变朦胧了吗？这就是近视者裸眼看世界的效果哦。
请戴着眼镜，在家长陪伴下完成以下挑战：

道具：一副平光（没有度数）框架眼镜、一克凝固态猪油、一片眼镜布。

请爸妈给你检查一次视力。

指导爸妈给你做一个发型，摘掉眼镜看看是不是你想要的样子。

请爸妈混在路人中间，在5秒内迅速认出他们。

把玩具丢在草丛里，在2分钟内找到玩具。

去不熟悉的超市里购一次物，买全清单上的货品。

去一次洗手间，注意不要走错房间。

去餐厅点菜，准确地夹起你想吃的食物。

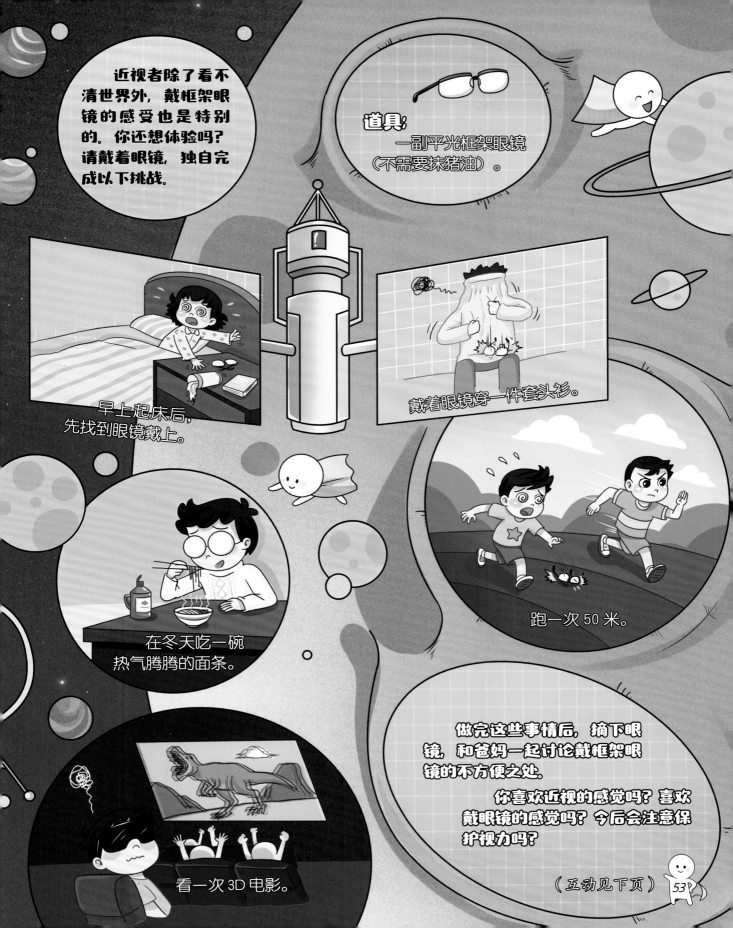

近视者除了看不清世界外，戴框架眼镜的感受也是特别的。你还想体验吗？请戴着眼镜，独自完成以下挑战。

道具：
一副平光框架眼镜（不需要抹猪油）。

早上起床后，先找到眼镜戴上。

戴着眼镜穿一件套头衫。

在冬天吃一碗热气腾腾的面条。

跑一次 50 米。

看一次 3D 电影。

做完这些事情后，摘下眼镜，和爸妈一起讨论戴框架眼镜的不方便之处。

你喜欢近视的感觉吗？喜欢戴眼镜的感觉吗？今后会注意保护视力吗？

（互动见下页）

53

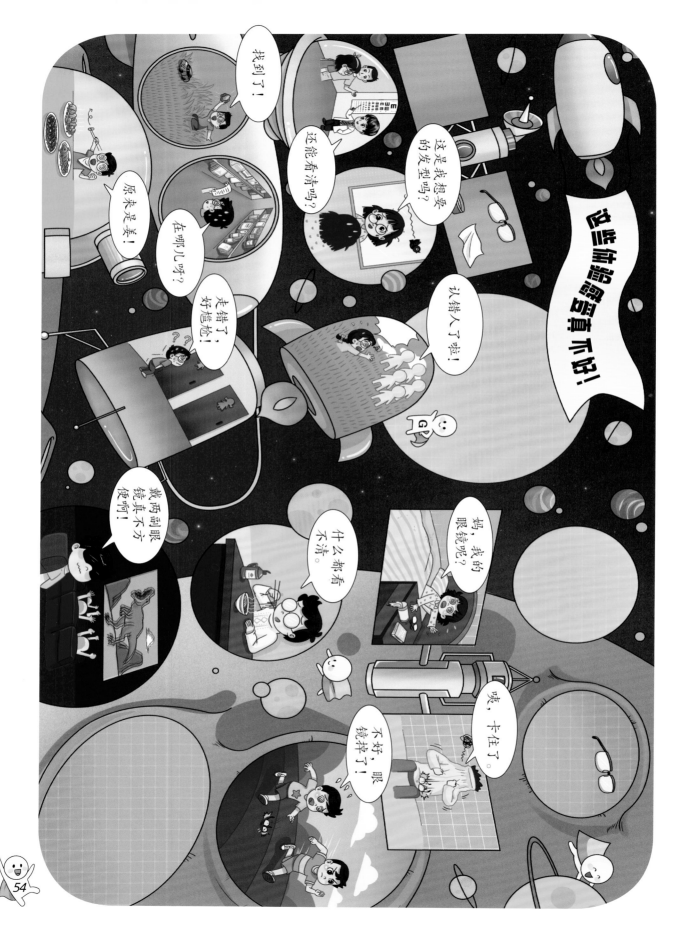

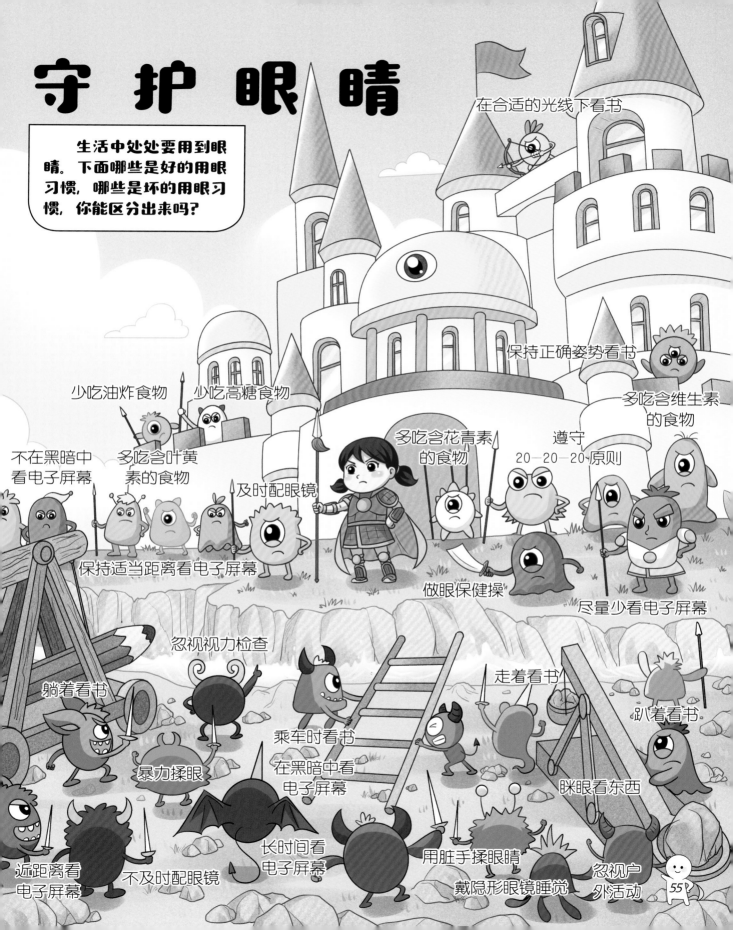

预防近视的用眼好习惯

20-20-20 法则

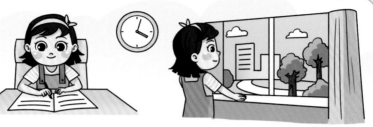

每次近距离用眼 20 分钟后，要远眺 20 英尺（6 米）以外的地方至少 20 秒。

每天 2 小时户外活动

户外活动时，眼睛要多远眺。远眺有助于放松睫状肌。阳光刺激多巴胺的分泌，多巴胺能延缓眼轴增长，控制近视度数增长速度。

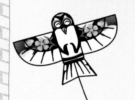

眼科医生最推荐的防控近视手段：户外运动！

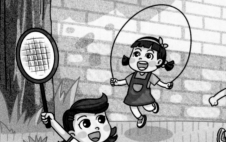

如果天气不好，只能在室内运动，也可以试试乒乓球和羽毛球这类运动。当你认真地盯着球在眼前一来一回、一远一近地运动，不知不觉中就活动了眼睛的肌肉，缓解了眼睛的疲劳。

眼离书本一尺（约33厘米）

握笔处离笔尖一寸（约3.3厘米）

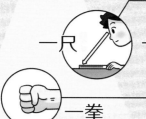

一尺

一寸

一拳

身体离桌子一拳

书桌椅高度舒适

大腿与小腿垂直

头颈部保持正直或略向前倾斜

背挺直

上臂下垂时，肘部需低于桌面 3 ~ 4 厘米

给眼睛防晒

　　阳光强烈时出门，需要戴含防紫外线功能的墨镜，或戴遮阳帽、打遮阳伞。

　　做滑雪、冲浪运动时，由于雪面、水面阳光反射强烈，也需要戴墨镜。

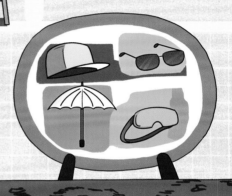

充足的睡眠

　　每日睡眠时间：小学生不少于 10 小时，初中生不少于 9 小时，高中生不少于 8 小时。

　　国内外研究都发现，睡眠时间少的孩子更容易近视。

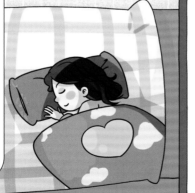

及时缓解视疲劳

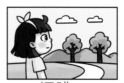
远眺

眨眼

热敷

滴眼药水

做眼保健操

当眼睛累了再去安抚它，不如合理用眼，注意休息。

电子屏幕越大越好

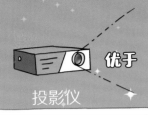 优于  优于 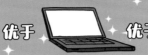 优于 优于

投影仪　　　　台式电脑　　　笔记本电脑　　平板　　手机

电子屏幕使用距离

使用大屏幕时，眼睛的距离应在屏幕对角线长度的 4 倍以上。

使用小屏幕时，眼睛也应保持足够距离。

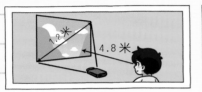
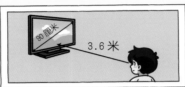

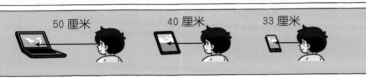

50 厘米　　40 厘米　　33 厘米

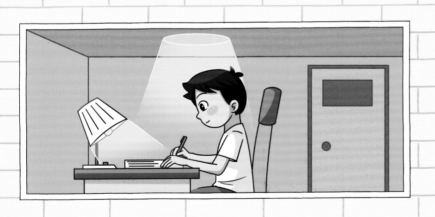

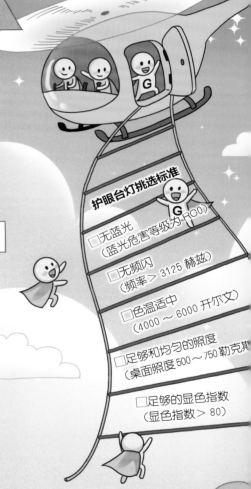

护眼台灯挑选标准

□无蓝光
（蓝光危害等级为-RG0）

□无频闪
（频率＞3125 赫兹）

□色温适中
（4000～6000 开尔文）

□足够和均匀的照度
（桌面照度500～750勒克其

□足够的显色指数
（显色指数＞80）

顶灯配合护眼台灯

近距离用眼时，光线非常重要，除了房间的主照明顶灯外，最好能在桌面上配备专门的护眼台灯。

在光线充足且柔和的地方学习

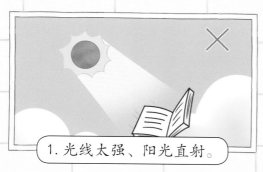

1. 光线太强、阳光直射。

2. 光线太弱、环境昏暗。

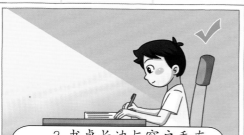

3. 书桌长边与窗户垂直，自然光线从窗户射入。

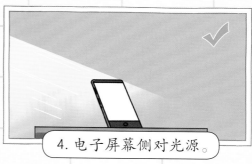

4. 电子屏幕侧对光源。

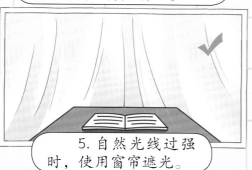

5. 自然光线过强时，使用窗帘遮光。

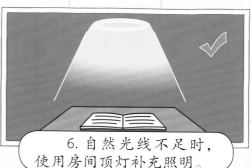

6. 自然光线不足时，使用房间顶灯补充照明。

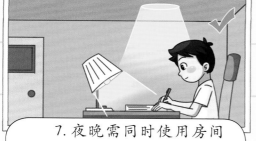

7. 夜晚需同时使用房间顶灯和台灯，台灯放置在不写字那只手的前方。

8. 电子屏幕调节亮度至眼睛感觉舒适，避免过亮或过暗。

59

伤害眼睛的坏习惯

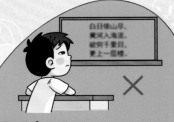

如果看不清远处，不要眯眼看，一定要去医院查验视力哦。

眯眼看东西

眯眼看东西，虽然能暂时缓解看不清黑板的困扰，但有可能错过假性近视恢复期，延误成真性近视，或让真性近视由低度变为高度。

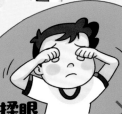

暴力揉眼

手上有很多病毒或细菌，用这双"小脏手"揉眼睛，很可能导致眼睛感染、发炎。

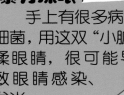

如果眼睛里不小心进了东西，暴力揉眼还可能划伤角膜。

躺着看书

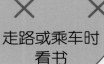

走路或乘车时看书

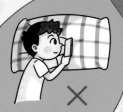

在黑暗中看电子屏幕

眼科医生最想强调的事——不要暴力揉眼！眼睛进了异物，先频繁眨眼，让异物通过流泪流出。如果没成功，一定要及时就医。

家长看过来

我国 2021 年发布的《学前、小学、中学等不同学段近视防控指引》建议："0～3 岁幼儿禁用手机、电脑等视屏类电子产品，3～6 岁幼儿也应尽量避免接触和使用。"

对于已经上学的小朋友来说，在使用有电子屏幕的设备时，建议严格遵守 20-20-20 法则。

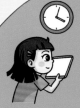

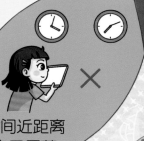

长时间近距离看电子屏幕

60

这些食物能护眼

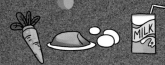

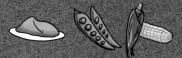

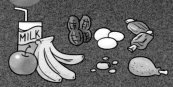

1. 含维生素 A 多的食物，如胡萝卜、猪肝、蛋黄、全脂奶。

维生素 A 能维持眼睛正常的暗视觉能力，预防夜盲症、角膜干燥。

2. 含 B 族维生素多的食物，如动物内脏、豆类、粗粮。

B 族维生素可在一定程度上缓解视疲劳，预防近视。

3. 含维生素 C、维生素 E 多的食物，如新鲜果蔬、植物油、大豆、坚果、肉蛋奶。

维生素 C、维生素 E 是抗氧化剂，可延缓视网膜、晶状体等眼内组织的衰老。

4. 含叶黄素多的食物，如胡萝卜、玉米。

叶黄素也是抗氧化剂，可延缓视网膜、晶状体等眼内组织的衰老。

5. 含脂肪酸多的食物，如鱼、虾、贝。DHA（二十二碳六烯酸）等不饱和脂肪酸与维持眼睛感光细胞、视觉皮质的正常功能有关。

6. 含花青素多的食物，如紫薯、紫甘蓝、蓝莓。

花青素参与眼睛里感光细胞的成像。

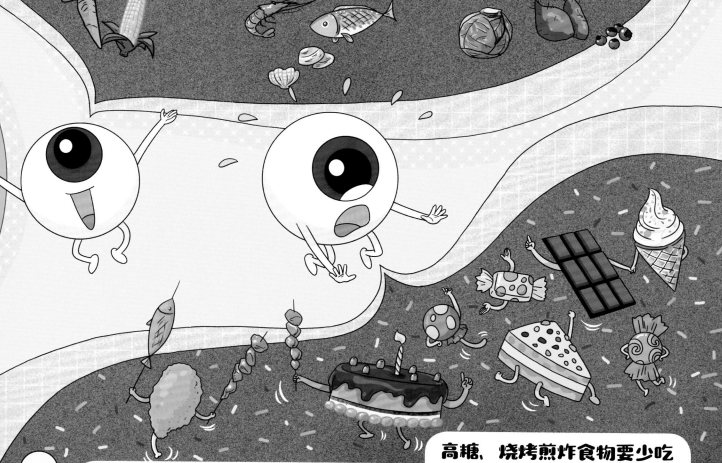

高糖、烧烤煎炸食物要少吃

吃过量高糖食物，会影响其他微量元素和矿物质的吸收，还会造成钙流失。当身体缺钙时，眼球壁的强度会降低，眼轴也更容易增长，面临更高的近视风险。常吃烧烤煎炸的食物，会摄入过多的饱和脂肪酸和胆固醇，加重氧化应激反应，会增加黄斑变性的风险。

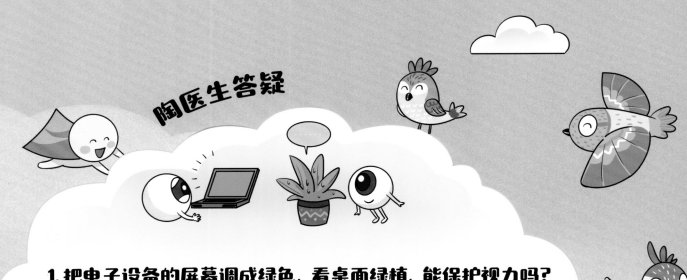

陶医生答疑

1. 把电子设备的屏幕调成绿色，看桌面绿植，能保护视力吗?

并不能，这还是在近距离用眼。真正能让眼睛放松的是看远处。

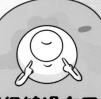

2. 做眼保健操有用吗?

有用。按摩眼部可以放松眼睛，缓解眼疲劳。但每天一两次眼保健操，仍然抵消不了长期过度用眼带来的伤害，还是要养成正确的用眼习惯。

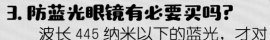

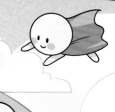

3. 防蓝光眼镜有必要买吗?

波长 445 纳米以下的蓝光，才对视网膜有损害。波长 450 ～ 480 纳米的蓝光，不仅对视网膜没有危害，还能调节人体的生物钟。

合格的防蓝光眼镜，也就能屏蔽掉一部分有害蓝光，作用有限。

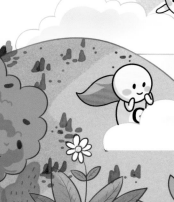

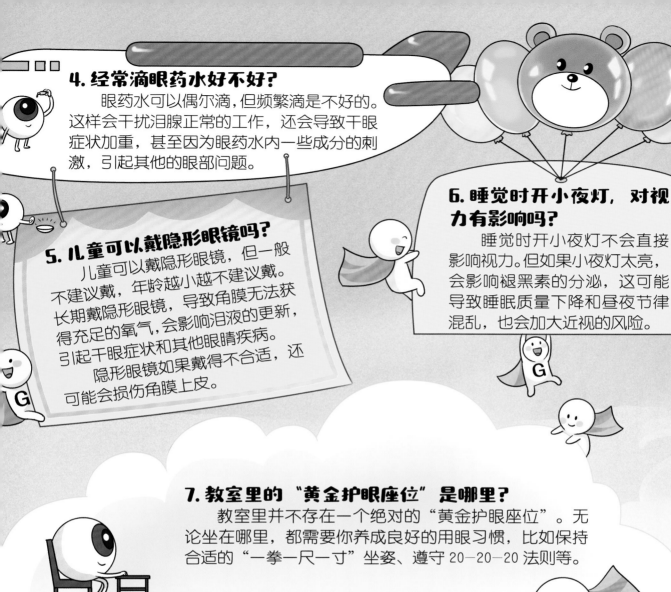

4. 经常滴眼药水好不好?

眼药水可以偶尔滴,但频繁滴是不好的。这样会干扰泪腺正常的工作,还会导致干眼症状加重,甚至因为眼药水内一些成分的刺激,引起其他的眼部问题。

5. 儿童可以戴隐形眼镜吗?

儿童可以戴隐形眼镜,但一般不建议戴,年龄越小越不建议戴。长期戴隐形眼镜,导致角膜无法获得充足的氧气,会影响泪液的更新,引起干眼症状和其他眼睛疾病。隐形眼镜如果戴得不合适,还可能会损伤角膜上皮。

6. 睡觉时开小夜灯,对视力有影响吗?

睡觉时开小夜灯不会直接影响视力。但如果小夜灯太亮,会影响褪黑素的分泌,这可能导致睡眠质量下降和昼夜节律混乱,也会加大近视的风险。

7. 教室里的"黄金护眼座位"是哪里?

教室里并不存在一个绝对的"黄金护眼座位"。无论坐在哪里,都需要你养成良好的用眼习惯,比如保持合适的"一拳一尺一寸"坐姿、遵守 20—20—20 法则等。

8. 座位太靠前,会导致近视吗?

看黑板不属于近距离用眼,座位靠前或靠后,并不是近视的决定性因素。长时间近距离用眼,才是导致近视的根本原因。

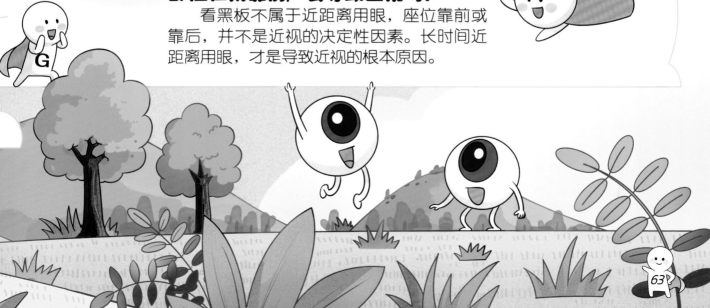

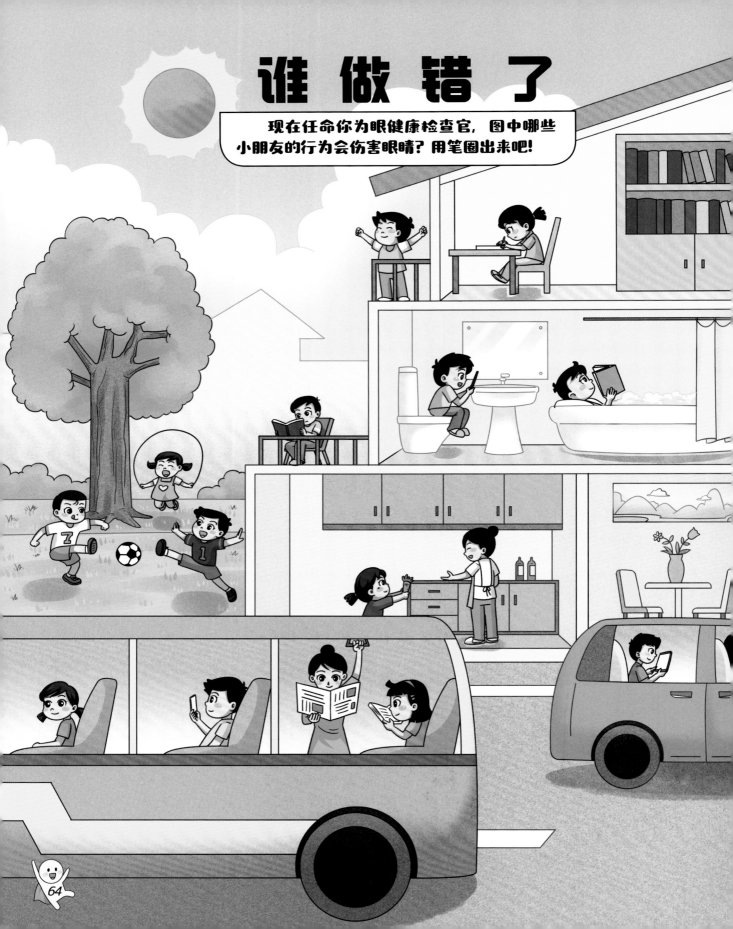

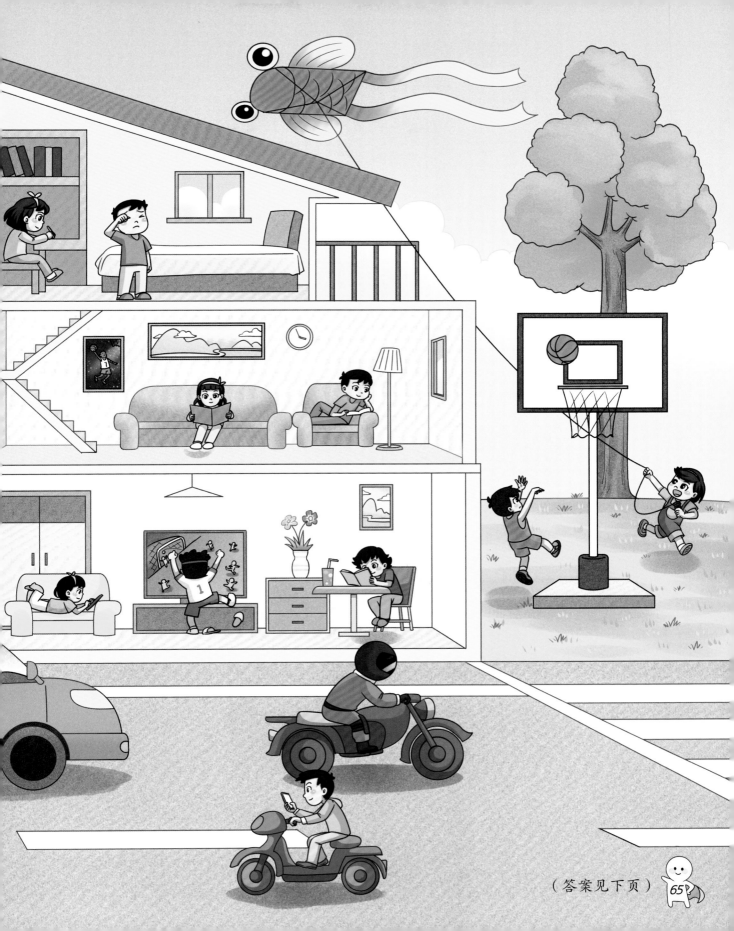

（答案见下页）

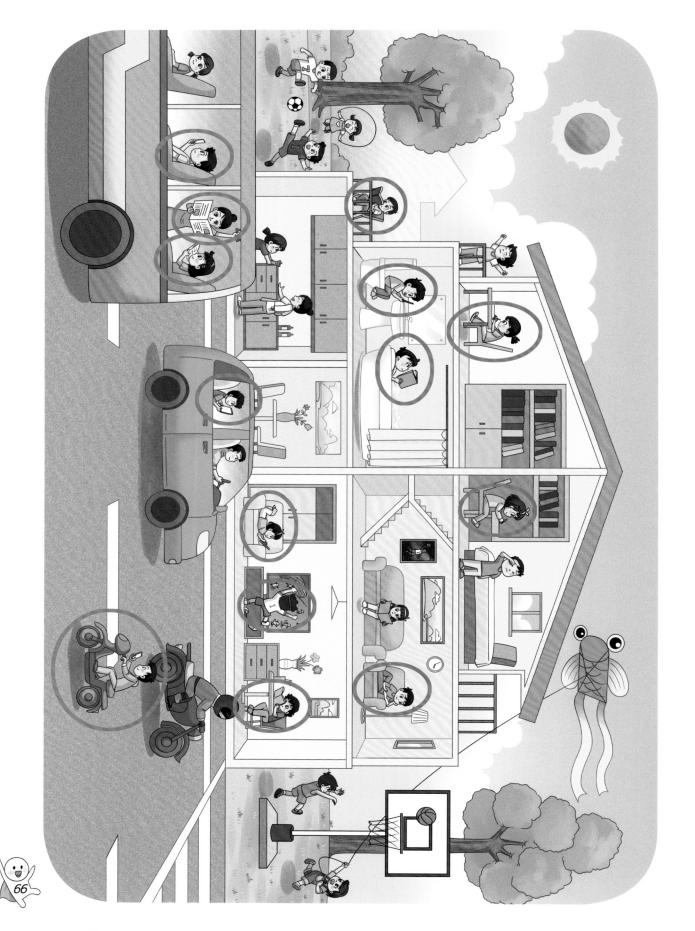

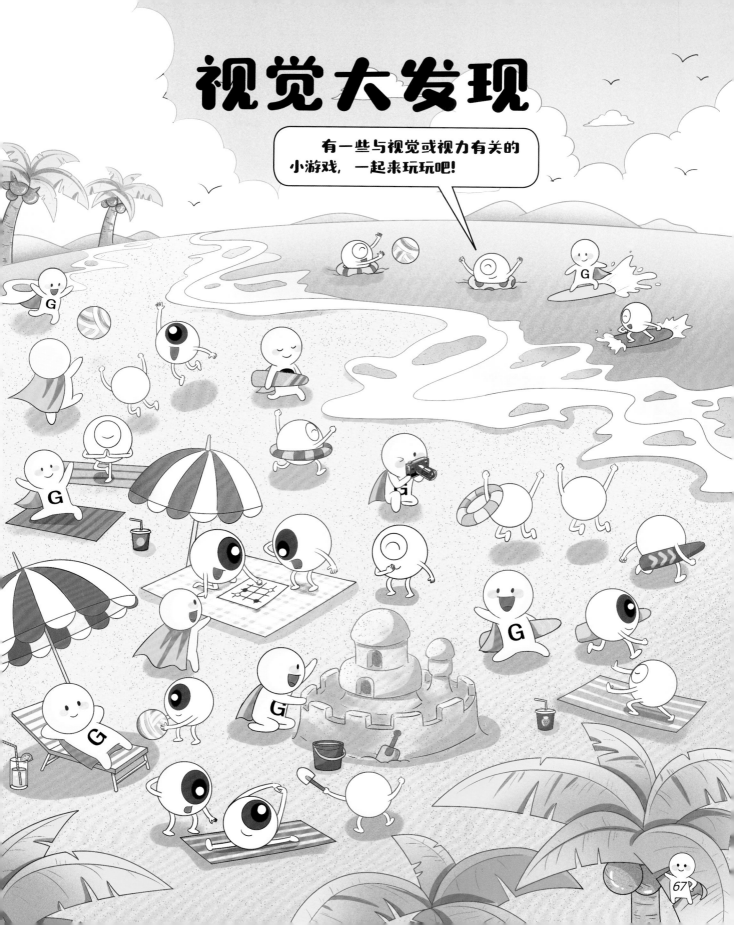

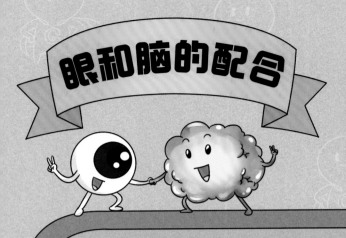

眼和脑的配合

眼睛通过视神经与大脑的视觉中枢相连接，眼睛接收到的视觉信息，会传送到视觉中枢去处理。因此，你看到了什么，并不单纯取决于眼睛采集到了什么，还取决于你的大脑怎么处理这些信息。

陶生医有个问题问想你，聪的明你读能懂句这话吗？

这是一个有毛病的句子，但是它不影响你的理解。

原因：大脑倾向于快速处理信息，当眼睛看见错误的句子，大脑能自动纠错。

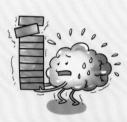
大脑快速处理信息是一个优势。如果眼睛看到的每一个细节，大脑都要做充分而准确的处理，那将导致大脑超负荷运作。

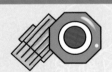

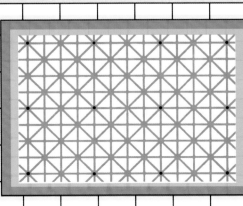

这张图上有 12 个黑点，但你的眼睛永远无法同时看到这 12 个黑点。

原因：人眼的周边视力不够出色，大脑会根据余光看到的内容来想象周围有什么。

闭上左眼，用右眼盯着左上方的加号看。前后移动书本试试，你会发现：右边的黑点不见了！在中间加一根横线，再试一次。你也只能看见横线，看不见黑点。

原因：黑点刚好成像于眼睛的生理盲点。

生理盲点：视网膜黄斑上的一个直径为1.5毫米的区域。这里没有感光细胞，光线如果在此成像，无法引起视觉。双眼视物时，一只眼睛的生理盲点会被另一只眼睛的视野所补偿。

视神经

光

视网膜

生理盲点

红 橙 黄 绿 青 蓝 紫
红 橙 黄 绿 青 蓝 紫
红 橙 黄 绿 青 蓝 紫

如果你让一个2岁左右不识字的小宝宝做这个游戏，小宝宝的正确率肯定高于你。

大声说出文字的颜色，而不是文字本身是什么字。你很难顺利地说出所有文字的颜色，对吗？

原因：大脑对文字含义的反应更快（优势反应），而对颜色识别的反应更慢（非优势反应）。优势反应会干扰非优势反应。

大脑君 　文字君 　颜色君

6岁　　　2岁　　10岁

2　　　1　　　3

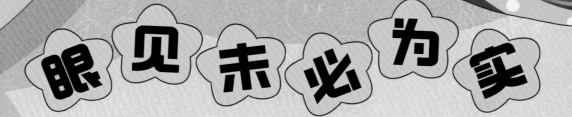

眼见未必为实

颜色错觉

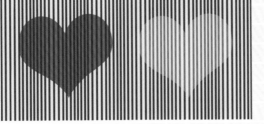

这两个爱心是什么颜色？红色和橙色？

事实上，这两个爱心的颜色是完全一样的。

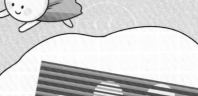

图像中每一个圆圈的颜色也是相同的，唯一不同的只有圆圈周围线条的颜色。

盯着这幅图，眨眼或左右移动视线，看看会发生什么。

它看上去可能像动图，但它是静止的。

这种运动的感觉来自大脑视觉的错觉，蓝色和黄色是对比度很高的一组颜色，而视觉神经元对高对比度带来的视觉刺激，反应非常快速。

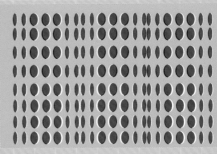

周边漂移错觉

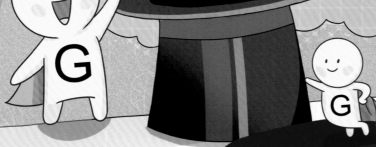

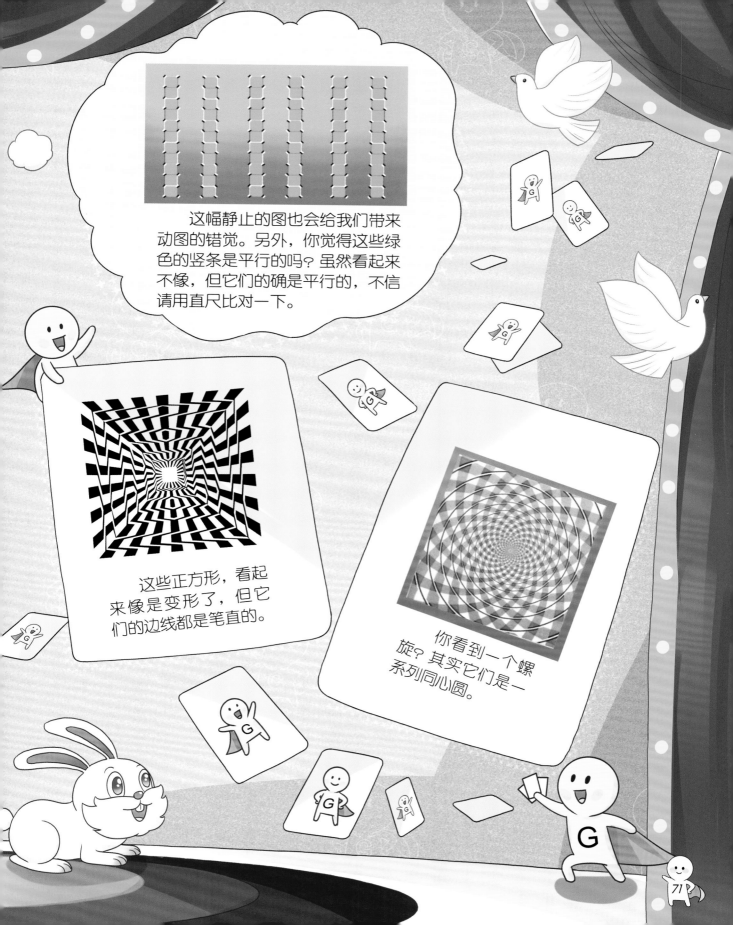

这幅静止的图也会给我们带来动图的错觉。另外，你觉得这些绿色的竖条是平行的吗？虽然看起来不像，但它们的确是平行的，不信请用直尺比对一下。

这些正方形，看起来像是变形了，但它们的边线都是笔直的。

你看到一个螺旋？其实它们是一系列同心圆。

视 觉 小 魔 术

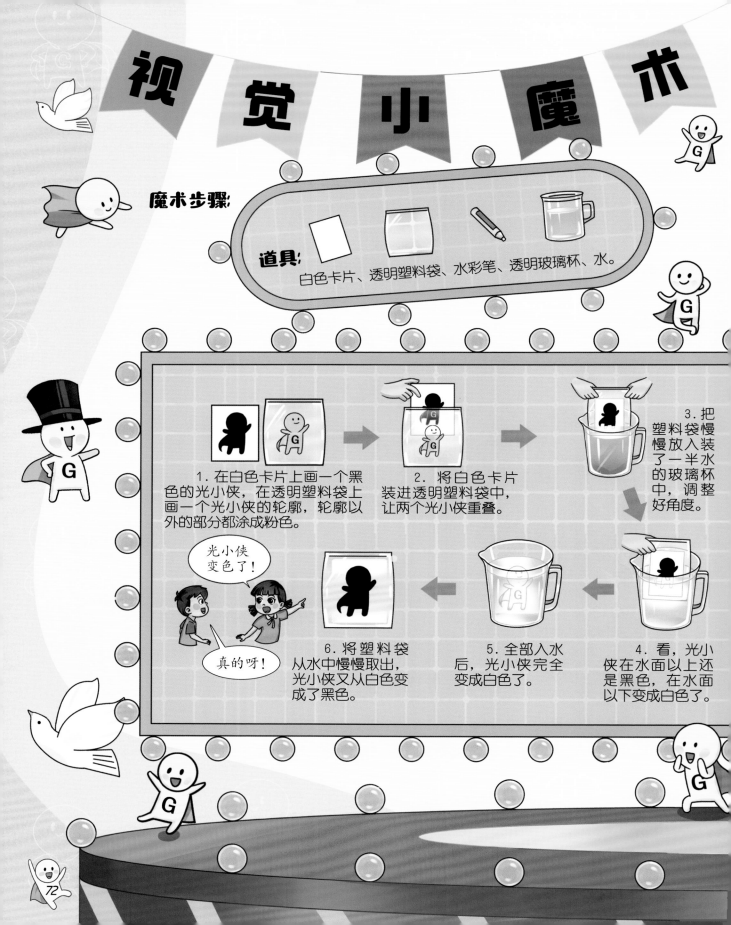

魔术步骤:

道具: 白色卡片、透明塑料袋、水彩笔、透明玻璃杯、水。

1. 在白色卡片上画一个黑色的光小侠，在透明塑料袋上画一个光小侠的轮廓，轮廓以外的部分都涂成粉色。

2. 将白色卡片装进透明塑料袋中，让两个光小侠重叠。

3. 把塑料袋慢慢放入装了一半水的玻璃杯中，调整好角度。

4. 看，光小侠在水面以上还是黑色，在水面以下变成白色了。

5. 全部入水后，光小侠完全变成白色了。

6. 将塑料袋从水中慢慢取出，光小侠又从白色变成了黑色。

光小侠变色了!

真的呀!

72

魔术揭秘:

我们在水中调整塑料袋的角度，使得从黑色光小侠身上反射的光线抵达水面时，刚好发生全反射，导致光线不能穿透水面和进入人眼，所以人眼看不到黑色的光小侠。大脑再根据塑料袋上的粉色轮廓自行补充信息，于是认为自己看到了白色的光小侠。

透明玻璃杯还能变其他魔术呢，你能玩出右边的效果吗?

你能说出这个视觉魔术利用了什么科学知识吗?

眼保健操图解

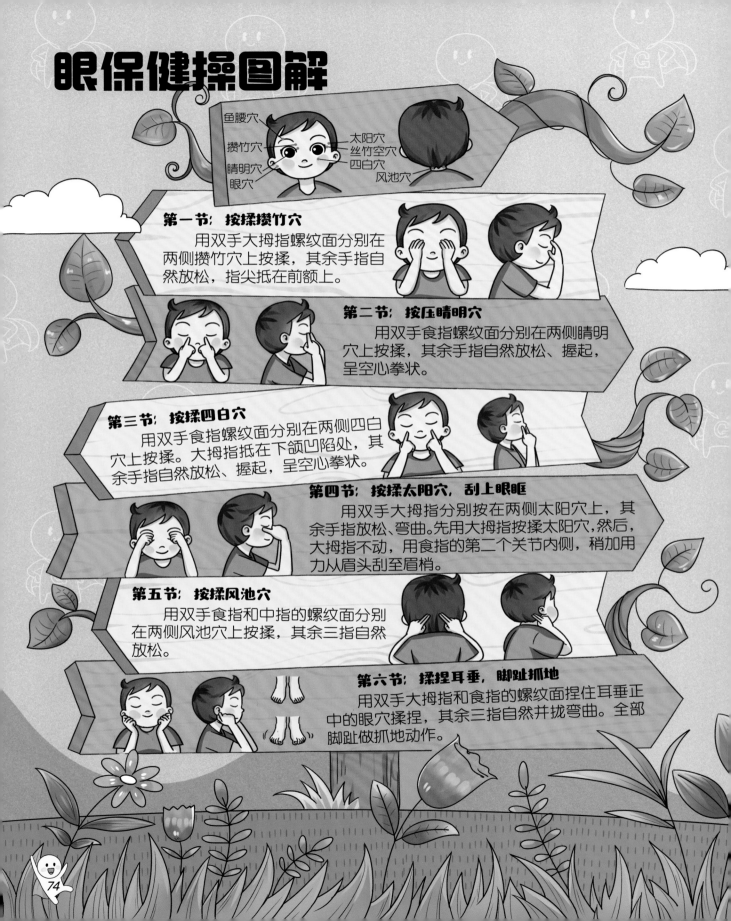

鱼腰穴
攒竹穴
睛明穴
眼穴
太阳穴
丝竹空穴
四白穴
风池穴

第一节：按揉攒竹穴
用双手大拇指螺纹面分别在两侧攒竹穴上按揉，其余手指自然放松，指尖抵在前额上。

第二节：按压睛明穴
用双手食指螺纹面分别在两侧睛明穴上按揉，其余手指自然放松、握起，呈空心拳状。

第三节：按揉四白穴
用双手食指螺纹面分别在两侧四白穴上按揉。大拇指抵在下颌凹陷处，其余手指自然放松、握起，呈空心拳状。

第四节：按揉太阳穴，刮上眼眶
用双手大拇指分别按在两侧太阳穴上，其余手指放松、弯曲。先用大拇指按揉太阳穴，然后，大拇指不动，用食指的第二个关节内侧，稍加用力从眉头刮至眉梢。

第五节：按揉风池穴
用双手食指和中指的螺纹面分别在两侧风池穴上按揉，其余三指自然放松。

第六节：揉捏耳垂，脚趾抓地
用双手大拇指和食指的螺纹面捏住耳垂正中的眼穴揉捏，其余三指自然并拢弯曲。全部脚趾做抓地动作。

眼外伤家庭急救指南

眼睛进了"不速之客"

眼睛中进了"不速之客"，千万不要使劲揉眼睛或者用嘴吹眼睛，可尝试轻轻提起眼皮，用眼药水或生理盐水冲洗，并轻轻眨眼，让眼睛里的异物随眼泪或眼药水流出。如果没能成功冲出来，就需要及时到医院就诊。

眼睑损伤

眼皮在生活中承担着保护眼睛的作用，有时候也会受伤。当眼皮受伤时，可以尝试用冰敷缓解肿胀和疼痛，及时包扎后到医院就诊。

眼球被刺伤

眼球如果被锐器刺伤，一定要及时、快速前往医院就诊。

眼部化学伤

如果不明成分的化学物质进入眼睛，一定要第一时间侧头用大量的流动清水冲洗眼睛 15～30 分钟。在冲洗过程中不停转动眼球并眨眼，让眼内的化学物质在冲洗过程中被充分冲出。冲洗后要及时到医院就诊。